PARKINSON-DIÄT-KOCHBUCH FÜR ANFÄNGER 2024

Umfassender Leitfaden zur Behandlung von Parkinson-Hirnerkrankungen bei Neudiagnostizierten (Kombination von Rezepten, Ernährungsratgebern, Speiseplänen und Lebensstiltipps zur Linderung der Symptome)

Dr. Sarah Matthews

Eine herzliche Dankesnote

Lieber Leser,

Ich danke Ihnen von ganzem Herzen, dass Sie sich für diese Reise durch die USA entschieden haben **Parkinson-Diät-Kochbuch für Anfänger**. Ihre Entscheidung, mehr über die Parkinson-Krankheit zu erfahren und die Rolle der Ernährung bei der Behandlung ihrer Symptome zu erforschen, ist ein Beweis für Ihr Engagement für Gesundheit, Wohlbefinden und das Streben nach einer besseren Lebensqualität.

Ganz gleich, ob Sie an Parkinson erkrankt sind, eine Pflegekraft haben oder einen geliebten Menschen unterstützen möchten, Ihr Engagement für das Verständnis und die Anwendung dieser Ernährungsgrundsätze ist wirklich lobenswert. Dieses Kochbuch soll Ihnen das Wissen, die Werkzeuge und köstlichen Rezepte vermitteln, die Sie benötigen, um fundierte Entscheidungen zu treffen, die Sie auf Ihrem Weg zur Gesundheit unterstützen.

Ich bin zutiefst dankbar für Ihre Zeit, Ihr Interesse und Ihre Bemühungen, das Potenzial der Ernährung zur Veränderung von Leben zu erforschen. Ihre Bereitschaft, sich über die Parkinson-Krankheit zu informieren und einen ganzheitlichen Ansatz zur Behandlung ihrer Symptome zu verfolgen, ist ein wichtiger Schritt zur Förderung von Widerstandskraft, Vitalität und Hoffnung.

Möge dieses Buch als wertvolle Ressource dienen und Sie dazu inspirieren, nahrhafte Mahlzeiten zuzubereiten, gesunde Gewohnheiten zu pflegen und jeden Tag mit Optimismus und Zuversicht anzugehen.

Mit herzlichem Dank,

Dr. Sarah Matthews.

INHALTSVERZEICHNIS

Einführung

1. Willkommen beim Parkinson-Diät-Kochbuch

Die Parkinson-Krankheit verstehen

Die Parkinson-Krankheit ist eine fortschreitende neurodegenerative Erkrankung, die die Bewegungskontrolle beeinträchtigt. Es ist durch Symptome wie Zittern, Steifheit, Bradykinesie (Verlangsamung der Bewegung) und Haltungsinstabilität gekennzeichnet. Die Krankheit wird durch den allmählichen Verlust dopaminproduzierender Neuronen im Gehirn, insbesondere in der Substantia nigra-Region, verursacht. Dopamin ist ein Neurotransmitter, der eine entscheidende Rolle bei der Koordination reibungsloser und ausgeglichener Muskelbewegungen spielt.

Die Bedeutung von Diät und Ernährung

Obwohl es keine Heilung für die Parkinson-Krankheit gibt, haben Untersuchungen gezeigt, dass Diät und Ernährung eine wichtige Rolle bei der Bewältigung der Symptome und möglicherweise bei der Verlangsamung des Fortschreitens der Krankheit spielen können. Eine ausgewogene Ernährung kann dazu beitragen, die allgemeine Gehirngesundheit zu unterstützen, die motorischen Funktionen zu verbessern und die Lebensqualität von Menschen mit Parkinson zu verbessern.

Eine Ernährung, die reich an Antioxidantien, entzündungshemmenden Lebensmitteln und bestimmten Nährstoffen ist, kann dazu beitragen, Neuronen zu schützen, oxidativen Stress zu reduzieren und die Dopaminproduktion zu unterstützen. Darüber hinaus kann die richtige Ernährung dabei helfen, nichtmotorische Symptome wie Verstopfung, Stimmungsschwankungen und Schlafstörungen zu lindern, die bei Parkinson-Patienten häufig auftreten.

So verwenden Sie dieses Buch

Dieses Kochbuch soll ein umfassender Leitfaden für Personen sein, bei denen die Parkinson-Krankheit neu diagnostiziert wurde. Es kombiniert praktische Ernährungsratschläge, köstliche Rezepte und Lifestyle-Tipps, um die Symptome zu lindern und das allgemeine Wohlbefinden zu verbessern.

Jeder Abschnitt des Buches ist so strukturiert, dass er Ihnen das Wissen und die Werkzeuge vermittelt, die Sie benötigen, um fundierte Ernährungsentscheidungen zu treffen. Du wirst es finden:

- **Detaillierte Ernährungsrichtlinien:** Erfahren Sie mehr über die wichtigsten Nährstoffe, die die Gesundheit des Gehirns unterstützen, und wie Sie sie in Ihre Ernährung integrieren können.
- **Einfach zu befolgende Rezepte:** Genießen Sie eine Vielzahl von Rezepten, die nicht nur nahrhaft, sondern auch einfach zuzubereiten sind und unterschiedliche Ernährungsvorlieben und -beschränkungen berücksichtigen.
- **Tipps zur Essensplanung und -zubereitung:** Erhalten Sie praktische Ratschläge zur Planung und Zubereitung von Mahlzeiten, die zu Ihrem Lebensstil und Ihren Ernährungsbedürfnissen passen.
- **Lifestyle-Strategien:** Entdecken Sie Möglichkeiten, Ihre allgemeine Gesundheit durch Bewegung, Stressbewältigung und andere Wellness-Praktiken zu verbessern.

Egal, ob Sie für sich selbst oder für einen geliebten Menschen mit Parkinson kochen, dieses Buch gibt Ihnen die Möglichkeit, die Kontrolle über Ihre Ernährung zu übernehmen und Sie auf Ihrem Weg zu einer besseren Gesundheit zu unterstützen.

TEIL I

DIE PARKINSON-KRANKHEIT VERSTEHEN

2. Was ist die Parkinson-Krankheit?

Überblick über die Parkinson-Krankheit

Die Parkinson-Krankheit (PD) ist eine chronische und fortschreitende neurodegenerative Erkrankung, die vor allem die Bewegungskontrolle beeinträchtigt. Sie resultiert aus dem Verlust dopaminproduzierender Neuronen in einem Teil des Gehirns, der Substantia nigra genannt wird. Dopamin ist ein Neurotransmitter, der für die Übertragung von Signalen im Gehirn unerlässlich ist, um reibungslose, zielgerichtete Bewegungen hervorzurufen. Mit fortschreitender Parkinson-Krankheit sinkt der Dopaminspiegel weiter, was zu stärkeren Symptomen führt.

Die genaue Ursache der Parkinson-Krankheit ist noch unbekannt, es wird jedoch angenommen, dass es sich um eine Kombination genetischer und umweltbedingter Faktoren handelt. Mutationen in bestimmten Genen wie LRRK2, PARK7, PINK1, PRKN und SNCA wurden mit Parkinson in Verbindung gebracht. Umweltbelastungen wie Pestizide, Schwermetalle und Kopfverletzungen sind ebenfalls mit einem erhöhten Risiko für die Entwicklung der Krankheit verbunden.

Symptome und Diagnose

Motorische Symptome:

- **Tremor:** Eines der bekanntesten Symptome, das oft an einer Hand oder einem Finger beginnt. Dieser Ruhetremor kann sich auf andere Körperteile ausbreiten und verschlimmert sich typischerweise bei Stress oder Angstzuständen.

- **Bradykinesie:** Langsame Bewegungen, die alltägliche Aufgaben schwierig und zeitaufwändig machen. Dieses Symptom kann zu einer Verringerung der spontanen Bewegungen und einem charakteristischen schlurfenden Gang führen.
- **Steifigkeit:** Steifheit und Unflexibilität der Gliedmaßen und des Rumpfes. Dies kann mit Muskelschmerzen einhergehen und die Beweglichkeit einschränken.
- **Haltungsinstabilität:** Gleichgewichts- und Koordinationsprobleme, die das Sturzrisiko erhöhen. Dieses Symptom tritt häufig in späteren Stadien der Krankheit auf.

Nichtmotorische Symptome:

- **Kognitive Veränderungen:** Schwierigkeiten mit Gedächtnis, Problemlösung und Aufmerksamkeit. Bei einigen Patienten kann es zu einer Parkinson-Demenz kommen.
- **Stimmungsschwankungen:** Depressionen, Angstzustände und Apathie kommen häufig vor und können die Lebensqualität erheblich beeinträchtigen.
- **Schlafstörungen:** Schlaflosigkeit, REM-Schlaf-Verhaltensstörung (Träume ausleben) und übermäßige Schläfrigkeit am Tag.
- **Autonome Dysfunktion:** Probleme mit der Blutdruckregulierung, Blasen- und Darmkontrolle sowie sexuelle Dysfunktion.
- **Sensorische Symptome:** Verlust des Geruchssinns, Schmerzen und Müdigkeit.

Diagnose: Es gibt keinen definitiven Test für die Parkinson-Krankheit, was die Diagnose schwierig macht. Sie basiert in erster Linie auf der Anamnese und einer neurologischen Untersuchung. Zu den Diagnosekriterien gehören das Vorliegen von zwei oder mehr motorischen Kardinalsymptomen (Tremor, Bradykinesie, Rigidität, Haltungsinstabilität) und eine positive Reaktion auf dopaminerge Medikamente. Bildgebende Tests wie DaTscan (Dopamin-Transporter-Scan) können die Diagnose unterstützen, indem sie eine verminderte Dopaminaktivität im Gehirn zeigen.

Stadien der Parkinson-Krankheit

Die Parkinson-Krankheit verläuft in fünf Stadien, die als Hoehn- und Yahr-Skala bekannt sind:

1. **Bühne eins:**
   - Die Symptome sind mild und betreffen typischerweise nur eine Körperseite.
   - Minimale oder keine funktionelle Beeinträchtigung.
   - Leichtes Zittern, Steifheit oder langsame Bewegung.
2. **Stufe zwei:**
   - Die Symptome betreffen beide Körperseiten.
   - Keine Gleichgewichtsstörung, aber die täglichen Aktivitäten können schwieriger werden.
   - Erhöhte Steifheit und Bradykinesie.
3. **Stufe drei:**
   - Die Gleichgewichtsstörung wird stärker ausgeprägt.
   - Erhöhtes Sturzrisiko.
   - Die Symptome beeinträchtigen die täglichen Aktivitäten erheblich, die Patienten bleiben jedoch unabhängig.
4. **Stufe vier:**
   - Schwere Behinderung.
   - Die Patienten können immer noch ohne Hilfe gehen oder stehen, die Bewegungsfähigkeit ist jedoch stark eingeschränkt.
   - Oft wird Unterstützung bei alltäglichen Aktivitäten benötigt.
5. **Stufe fünf:**
   - Das am weitesten fortgeschrittene Stadium.
   - Patienten sind in der Regel nicht in der Lage zu stehen oder zu gehen.
   - Sie benötigen Vollzeitunterstützung für alle Aktivitäten des täglichen Lebens.
   - Es kann zu schweren kognitiven Beeinträchtigungen und Halluzinationen kommen.

3. Die Rolle der Ernährung bei der Parkinson-Behandlung

Wie sich die Ernährung auf die Gehirngesundheit auswirkt

Die Ernährung spielt eine entscheidende Rolle bei der Behandlung der Parkinson-Krankheit und der Unterstützung der allgemeinen Gehirngesundheit. Nährstoffe aus der Nahrung können die Gehirnfunktion beeinflussen, vor oxidativem Stress schützen und bei der Linderung von Symptomen helfen. Eine ausgewogene Ernährung kann die notwendigen Vitamine, Mineralien und Antioxidantien liefern, um die neuronale Gesundheit und die Dopaminproduktion zu unterstützen.

Wichtige Nahrungsbestandteile:

- **Antioxidantien:** Bekämpfen Sie oxidativen Stress, der bei der Parkinson-Krankheit erhöht ist. Zu den Lebensmitteln, die reich an Antioxidantien sind, gehören Beeren, Nüsse, dunkles Blattgemüse und anderes buntes Obst und Gemüse.
- **Omega-3-Fettsäuren:** Diese essentiellen Fette haben entzündungshemmende Eigenschaften und unterstützen die Gesundheit des Gehirns. Zu den Quellen gehören fetter Fisch (wie Lachs, Makrele und Sardinen), Leinsamen, Chiasamen und Walnüsse.
- **Faser:** Hilft bei der Behandlung von Verstopfung, einem häufigen nichtmotorischen Symptom der Parkinson-Krankheit. Zu den ballaststoffreichen Lebensmitteln gehören Vollkornprodukte, Obst, Gemüse und Hülsenfrüchte.
- **Flavonoide:** Pflanzenstoffe, die nachweislich neuroprotektive Wirkungen haben. Kommt in Lebensmitteln wie Beeren, Zitrusfrüchten, Zwiebeln und dunkler Schokolade vor.
- **Vitamin-D:** Wichtig für die Knochengesundheit und möglicherweise eine Rolle bei der Gehirnfunktion. Zu den Quellen gehören angereicherte Lebensmittel, fetter Fisch und Sonneneinstrahlung.

- **Vitamin E:** Ein Antioxidans, das zum Schutz von Neuronen beitragen kann. Kommt in Nüssen, Samen und grünem Blattgemüse vor.
- **Coenzym Q10:** Ein Antioxidans, das die Mitochondrienfunktion verbessern kann. Kommt in Fleisch, Fisch und Vollkornprodukten vor.

Nährstoffe, die die neurologische Funktion unterstützen

Proteine und Aminosäuren:

- **Tyrosin:** Eine Aminosäure, die eine Vorstufe von Dopamin ist. Kommt in proteinreichen Lebensmitteln wie Huhn, Truthahn, Fisch, Milchprodukten, Nüssen und Samen vor.
- **Phenylalanin:** Eine weitere Aminosäure, die in Tyrosin und schließlich in Dopamin umgewandelt wird. Kommt in Sojaprodukten, Fleisch, Fisch, Milchprodukten, Nüssen und Samen vor.

B-Vitamine:

- **Vitamin B6:** Unverzichtbar für die Dopaminsynthese. Kommt in Lebensmitteln wie Kichererbsen, Kartoffeln, Bananen und angereichertem Getreide vor.
- **Vitamin B12:** Wichtig für die neurologische Funktion und Vorbeugung von Anämie. Kommt in Fleisch, Fisch, Milchprodukten sowie angereicherter pflanzlicher Milch und Getreide vor.
- **Folat (Vitamin B9):** Unterstützt die Gesundheit des Gehirns und die DNA-Synthese. Kommt in Blattgemüse, Hülsenfrüchten, Nüssen und angereichertem Getreide vor.

Mineralien:

- **Eisen:** Notwendig für die Dopaminsynthese. Kommt in rotem Fleisch, Bohnen, Linsen, Spinat und angereichertem Getreide vor.
- **Magnesium:** Unterstützt die Muskel- und Nervenfunktion. Kommt in Nüssen, Samen, Vollkornprodukten und grünem Blattgemüse vor.
- **Zink:** Unterstützt die Immunfunktion und kann neuroprotektive Wirkungen haben. Kommt in Fleisch, Schalentieren, Hülsenfrüchten und Samen vor.

Flüssigkeitszufuhr:

- Eine ausreichende Wasseraufnahme ist für die allgemeine Gesundheit von entscheidender Bedeutung und hilft bei der Behandlung von Symptomen wie Verstopfung und niedrigem Blutdruck. Streben Sie nach mindestens 8 Tassen Wasser pro Tag und mehr, wenn Sie aktiv sind oder sich in einem heißen Klima aufhalten.

Lebensmittel zu vermeiden

Während bestimmte Lebensmittel und Nährstoffe die Gesundheit des Gehirns unterstützen und Symptome lindern können, können andere Lebensmittel die Symptome verschlimmern oder negativ mit Medikamenten interagieren.

Lebensmittel, die Sie einschränken oder vermeiden sollten:

- **Verarbeitete Lebensmittel:** Oft reich an ungesunden Fetten, Zucker und Natrium, was zu Entzündungen und anderen Gesundheitsproblemen führen kann.
- **Gesättigte Fette und Transfette:** Kommt in frittierten Lebensmitteln, Backwaren und vielen verarbeiteten Snacks vor.

Diese Fette können Entzündungen verstärken und die Symptome verschlimmern.

- **Überschüssiges Protein:** Kann die Aufnahme von Levodopa, einem häufig zur Behandlung von Parkinson-Symptomen eingesetzten Medikament, beeinträchtigen. Gleichen Sie die Proteinzufuhr über den Tag aus, anstatt große Mengen auf einmal zu sich zu nehmen.
- **Lebensmittel mit hohem Zuckergehalt:** Kann zu schnellen Anstiegen und Abfällen des Blutzuckerspiegels führen, was sich auf das Energieniveau und die Stimmung auswirken kann.
- **Koffein:** Während eine mäßige Koffeinaufnahme für manche von Vorteil sein kann, können übermäßige Mengen den Schlaf beeinträchtigen und Angstzustände verstärken.

TEIL II

4. Grundlegende Ernährungsrichtlinien

Prinzipien einer ausgewogenen Ernährung

Eine ausgewogene Ernährung für Menschen mit Parkinson-Krankheit umfasst eine Vielzahl von Lebensmitteln aus allen Lebensmittelgruppen, um eine ausreichende Nährstoffzufuhr sicherzustellen. Hier sind die wichtigsten Grundsätze, die Sie befolgen sollten:

1. **Früchte und Gemüse:**
   - Streben Sie täglich mindestens 5 Portionen Obst und Gemüse an. Diese liefern wichtige Vitamine, Mineralien, Ballaststoffe und Antioxidantien.
   - Fügen Sie eine Vielzahl von Farben hinzu, um eine breite Nährstoffversorgung zu gewährleisten.
2. **Vollkorn:**
   - Wählen Sie Vollkorn gegenüber raffiniertem Getreide, um die Ballaststoffaufnahme zu erhöhen und die Verdauungsgesundheit zu unterstützen.
   - Beispiele hierfür sind Vollkorn, brauner Reis, Quinoa, Hafer und Gerste.
3. **Schlanke Proteine:**
   - Integrieren Sie magere Proteinquellen wie Geflügel, Fisch, Bohnen, Linsen, Tofu und fettarme Milchprodukte.
   - Gleichen Sie die Proteinaufnahme über den Tag verteilt aus, um eine Beeinträchtigung der Levodopa-Absorption zu vermeiden.
4. **Gesunde Fette:**

- o Schließen Sie Quellen für gesunde Fette wie Olivenöl, Avocados, Nüsse und Samen ein.
- o Begrenzen Sie die Aufnahme von gesättigten Fettsäuren und Transfetten.

5. **Milchprodukte oder Alternativen:**
   - o Fügen Sie fettarme Milchprodukte oder angereicherte pflanzliche Alternativen für Kalzium und Vitamin D hinzu.

6. **Flüssigkeitszufuhr:**
   - o Trinken Sie den ganzen Tag über viel Wasser, um hydriert zu bleiben und die Körperfunktionen zu unterstützen.

Wichtige Nährstoffe für Parkinson-Patienten

Antioxidantien: Bekämpfen Sie oxidativen Stress, der Gehirnzellen schädigen kann.

- Quellen: Beeren, Nüsse, dunkles Blattgemüse, bunte Früchte und Gemüse.

Omega-3-Fettsäuren: Unterstützen Sie die Gesundheit des Gehirns und reduzieren Sie Entzündungen.

- Quellen: Fetter Fisch (Lachs, Makrele), Leinsamen, Chiasamen, Walnüsse.

Faser: Hilft bei der Behandlung von Verstopfung.

- Quellen: Vollkornprodukte, Obst, Gemüse, Hülsenfrüchte.

Flavonoide: Pflanzenstoffe mit neuroprotektiver Wirkung.

- Quellen: Beeren, Zitrusfrüchte, Zwiebeln, dunkle Schokolade.

Vitamin-D: Wichtig für die Knochengesundheit und kann die Gehirnfunktion unterstützen.

- Quellen: Angereicherte Lebensmittel, fetter Fisch, Sonneneinstrahlung.

Vitamin E: Ein Antioxidans, das Neuronen schützen kann.

- Quellen: Nüsse, Samen, grünes Blattgemüse.

Coenzym Q10: Kann die Mitochondrienfunktion verbessern.

- Quellen: Fleisch, Fisch, Vollkornprodukte.

Tyrosin: Vorläufer von Dopamin.

- Quellen: Huhn, Truthahn, Fisch, Milchprodukte, Nüsse, Samen.

Phenylalanin: Wandelt sich in Tyrosin um.

- Quellen: Sojaprodukte, Fleisch, Fisch, Milchprodukte, Nüsse, Samen.

Vitamin B6: Unverzichtbar für die Dopaminsynthese.

- Quellen: Kichererbsen, Kartoffeln, Bananen, angereichertes Getreide.

Vitamin B12: Wichtig für die neurologische Funktion.

- Quellen: Fleisch, Fisch, Milchprodukte, angereicherte Pflanzenmilch, Getreide.

Folat: Unterstützt die Gesundheit des Gehirns.

- Quellen: Blattgemüse, Hülsenfrüchte, Nüsse, angereichertes Getreide.

Eisen: Notwendig für die Dopaminsynthese.

- Quellen: Rotes Fleisch, Bohnen, Linsen, Spinat, angereichertes Getreide.

Magnesium: Unterstützt die Muskel- und Nervenfunktion.

- Quellen: Nüsse, Samen, Vollkornprodukte, grünes Blattgemüse.

Zink: Unterstützt die Immunfunktion und kann neuroprotektive Wirkungen haben.

- Quellen: Fleisch, Schalentiere, Hülsenfrüchte, Samen.

Flüssigkeitszufuhr: Wichtig für die allgemeine Gesundheit.

- Streben Sie nach mindestens 8 Tassen Wasser pro Tag, mehr, wenn Sie aktiv sind oder sich in einem heißen Klima aufhalten.

5. Essentials für die Speisekammer

Unverzichtbare Zutaten

Die Bevorratung Ihrer Speisekammer mit nahrhaften und vielseitigen Zutaten ist der Schlüssel zu einer gesunden Ernährung zur Behandlung der Parkinson-Krankheit. Hier sind die wichtigsten Dinge, die Sie immer griffbereit haben sollten:

Vollkorn:

- Brauner Reis, Quinoa, Hafer, Gerste, Vollkornnudeln und Vollkornbrot.

Schlanke Proteine:

- Huhn, Truthahn, Fisch, Eier, Tofu, Tempeh, Bohnen, Linsen und fettarme Milchprodukte.

Gesunde Fette:

- Olivenöl, Avocadoöl, Kokosöl, Nüsse, Samen und Nussbutter.

Früchte und Gemüse:

- Frisches, gefrorenes und getrocknetes Obst und Gemüse. Fügen Sie eine Vielzahl von Farben für eine Reihe von Nährstoffen hinzu.

Kräuter und Gewürze:

- Knoblauch, Ingwer, Kurkuma, Zimt, Oregano, Basilikum und andere Kräuter und Gewürze sorgen für mehr Geschmack und gesundheitliche Vorteile.

Milchprodukte oder Alternativen:

- Fettarme Milch, Joghurt, Käse oder angereicherte pflanzliche Alternativen wie Mandelmilch, Sojamilch und Kokosjoghurt.

Weitere Essentials:

- Dosentomaten, Gemüsebrühe, Vollkorncracker und ballaststoffreiches Getreide.

Einkaufstipps für eine Parkinson-freundliche Ernährung

- **Vorausplanen:** Erstellen Sie eine Einkaufsliste basierend auf Ihrem wöchentlichen Essensplan, um Impulskäufe zu vermeiden und sicherzustellen, dass Sie über alle notwendigen Zutaten verfügen.
- **Wählen Sie Vollwertkost:** Bevorzugen Sie frische, vollwertige Lebensmittel statt verarbeiteter und verpackter Lebensmittel.

- **Etiketten lesen:** Überprüfen Sie verpackte Lebensmittel auf zugesetzten Zucker, ungesunde Fette und Natrium.
- **In größeren Mengen kaufen:** Kaufen Sie Grundnahrungsmittel wie Getreide, Bohnen, Nüsse und Samen in großen Mengen, um Geld zu sparen und Verpackungsmüll zu reduzieren.
- **Saisonal und lokal:** Kaufen Sie saisonale und lokal angebaute Produkte für besseren Geschmack, Nährwert und Nachhaltigkeit.

Lebensmitteletiketten lesen

Das Verständnis der Lebensmitteletiketten kann Ihnen dabei helfen, gesündere Entscheidungen zu treffen. Suche:

- **Serviergröße:** Achten Sie auf die Portionsgröße und darauf, wie viele Portionen in einer Packung enthalten sind.
- **Kalorien:** Berücksichtigen Sie die Kalorien pro Portion und wie diese zu Ihrem täglichen Kalorienbedarf passen.
- **Nährstoffe:** Achten Sie auf wichtige Nährstoffe wie Ballaststoffe, Proteine, Vitamine und Mineralien.
- **Zutatenliste:** Wählen Sie Produkte mit einer kurzen Liste erkennbarer Inhaltsstoffe. Vermeiden Sie Artikel mit zugesetztem Zucker, künstlichen Zusatzstoffen und Transfetten.

6. Essensplanung und -vorbereitung

Erstellen eines wöchentlichen Essensplans

Ein gut durchdachter Ernährungsplan kann Ihnen helfen, sich ausgewogen zu ernähren, Zeit und Geld zu sparen und den Stress rund um die Mahlzeiten zu reduzieren. So erstellen Sie einen Parkinson-freundlichen Ernährungsplan:

1. **Ziele setzen:** Bestimmen Sie Ihre Ernährungsbedürfnisse und -ziele und berücksichtigen Sie dabei etwaige Ernährungseinschränkungen oder -präferenzen.

2. **Mahlzeiten planen:** Legen Sie für jeden Wochentag bestimmte Mahlzeiten fest und achten Sie dabei auf Abwechslung und Ausgewogenheit. Nehmen Sie eine Mischung aus Eiweiß, Kohlenhydraten, gesunden Fetten, Obst und Gemüse zu sich.

3. **Eine Einkaufsliste schreiben:** Erstellen Sie auf der Grundlage Ihres Essensplans eine detaillierte Einkaufsliste mit allen Zutaten, die Sie für die Woche benötigen.

4. **Zutaten für die Zubereitung:** Waschen, hacken und portionieren Sie die Zutaten im Voraus, um das Kochen während der Woche zu optimieren.

5. **Batch-Kochen:** Kochen Sie große Mengen Grundnahrungsmittel wie Getreide, Bohnen und Proteine, die Sie in mehreren Mahlzeiten über die Woche hinweg verwenden können.

6. **Flexibilität:** Seien Sie flexibel bei Ihrem Speiseplan und passen Sie ihn je nach Bedarf an Änderungen im Zeitplan, Appetit oder der Verfügbarkeit von Zutaten an.

7. **Plan für Reste:** Kochen Sie zusätzliche Portionen, um Reste für zukünftige Mahlzeiten oder Mittagessen zu haben.

8. **Vielfalt:** Integrieren Sie eine Vielzahl von Geschmacksrichtungen, Texturen und Küchen, um die Mahlzeiten interessant und angenehm zu gestalten.

Wöchentliche Speisepläne

Die Erstellung wöchentlicher Essenspläne ist eine wirksame Methode, um sicherzustellen, dass Sie eine ausgewogene Ernährung zu sich nehmen, die die Behandlung der Parkinson-Krankheit unterstützt. Diese Pläne sollen wichtige Nährstoffe liefern und die Zubereitung von Mahlzeiten einfach und angenehm machen. Nachfolgend finden Sie detaillierte wöchentliche Speisepläne, die jeweils aus Frühstück, Mittagessen, Abendessen und Snacks bestehen.

Woche 1

Tag 1

- **Frühstück:** Berry Blast Smoothie
  - *Zutaten:* 1 Tasse gemischte Beeren, 1 Banane, 1 Tasse Mandelmilch, 1 Esslöffel Chiasamen, 1 Esslöffel Honig
  - *Anweisungen:* Alle Zutaten glatt rühren. Sofort servieren.
- **Mittagessen:** Quinoa-Salat mit Kichererbsen und Avocado
  - *Zutaten:* 1 Tasse gekochter Quinoa, 1 Dose Kichererbsen (abgetropft und abgespült), 1 Avocado (gewürfelt), 1 Tasse Kirschtomaten (halbiert), 1/4 Tasse rote Zwiebel (gewürfelt), 2 Esslöffel Olivenöl, Saft einer Zitrone, Salz und Pfeffer nach Geschmack
  - *Anweisungen:* Alle Zutaten in eine große Schüssel geben und vorsichtig vermischen. Gekühlt servieren.
- **Abendessen:** Lachs mit Quinoa und geröstetem Gemüse
  - *Zutaten:* 4 Lachsfilets, 1 Tasse gekochter Quinoa, 2 Tassen gemischtes Gemüse (wie Paprika, Zucchini und Karotten), 2 Esslöffel Olivenöl, 1 Teelöffel getrockneter Thymian, Salz und Pfeffer nach Geschmack
  - *Anweisungen:* Den Ofen auf 200 °C (400 °F) vorheizen. Gemüse mit Olivenöl, Thymian, Salz und Pfeffer vermischen. Auf einem Backblech verteilen und 20-25 Minuten rösten. Lachsfilets in einer Pfanne bei mittlerer Hitze 4–5 Minuten pro Seite braten. Lachs mit Quinoa und geröstetem Gemüse servieren.
- **Snack:** Apfelscheiben mit Erdnussbutter
  - *Zutaten:* 1 Apfel (in Scheiben geschnitten), 2 Esslöffel Erdnussbutter
  - *Anweisungen:* Den Apfel in Scheiben schneiden und mit Erdnussbutter zum Dippen servieren.

Tag 2

- **Frühstück:** Gemüseomelett
  - *Zutaten:* 3 Eier, 1/4 Tasse gewürfelte Paprika, 1/4 Tasse gewürfelte Tomaten, 1/4 Tasse Spinat (gehackt), Salz und Pfeffer nach Geschmack, 1 Esslöffel Olivenöl
  - *Anweisungen:* Olivenöl in einer Pfanne bei mittlerer Hitze erhitzen. Das Gemüse anbraten, bis es weich ist. Die Eier mit Salz und Pfeffer verquirlen, in die Pfanne geben und kochen, bis die Eier fest sind. Falten und servieren.
- **Mittagessen:** Truthahn-Gemüse-Wrap
  - *Zutaten:* 1 Vollkorn-Wrap, 4 Scheiben Putenbrust, 1/4 Tasse geriebener Salat, 1/4 Tasse geschnittene Gurke, 1/4 Tasse geraspelte Karotten, 1 Esslöffel Hummus
  - *Anweisungen:* Den Wrap mit Hummus bestreichen und mit Truthahn, Salat, Gurke und Karotten belegen. Aufrollen und servieren.
- **Abendessen:** Auberginen-Kichererbsen-Curry
  - *Zutaten:* 1 Aubergine (gewürfelt), 1 Dose Kichererbsen (abgetropft und abgespült), 1 Zwiebel (gewürfelt), 2 Knoblauchzehen (gehackt), 1 Esslöffel Currypulver, 1 Teelöffel Kreuzkümmel, 1 Teelöffel Koriander, 1/2 Teelöffel Kurkuma, 1/4 Teelöffel Cayennepfeffer, 1 Dose gewürfelte Tomaten, 1 Tasse Gemüsebrühe, Salz und Pfeffer nach Geschmack, 2 Esslöffel Olivenöl
  - *Anweisungen:* Olivenöl in einer großen Pfanne bei mittlerer Hitze erhitzen. Auberginen hinzufügen und kochen, bis sie weich sind. Zwiebel und Knoblauch hinzufügen; kochen, bis die Zwiebel durchscheinend ist. Gewürze einrühren und kochen, bis es duftet. Tomaten, Kichererbsen und Brühe hinzufügen. 20 Minuten köcheln lassen. Mit Reis servieren.
- **Snack:** Griechischer Joghurt mit Beeren und Müsli
  - *Zutaten:* 1 Tasse griechischer Joghurt, 1/2 Tasse gemischte Beeren, 1/4 Tasse Müsli, 1 Esslöffel Honig

- o *Anweisungen:* Joghurt, Beeren und Müsli in einer Schüssel schichten. Mit Honig beträufeln und servieren.

Tag 3

- **Frühstück:** Overnight Oats
  - o *Zutaten:* 1/2 Tasse Haferflocken, 1/2 Tasse Mandelmilch, 1/4 Tasse griechischer Joghurt, 1 Esslöffel Chiasamen, 1 Esslöffel Honig, 1/2 Tasse gemischte Beeren
  - o *Anweisungen:* Alle Zutaten in ein Glas geben, abdecken und über Nacht im Kühlschrank aufbewahren. Gekühlt servieren.
- **Mittagessen:** Linsensuppe
  - o *Zutaten:* 1 Tasse Linsen, 1 Zwiebel (gewürfelt), 2 Karotten (gewürfelt), 2 Selleriestangen (gewürfelt), 3 Knoblauchzehen (gehackt), 1 Dose gewürfelte Tomaten, 6 Tassen Gemüsebrühe, 1 Teelöffel Kreuzkümmel, 1 Teelöffel Paprika, Salz und Pfeffer nach Geschmack, 2 Esslöffel Olivenöl
  - o *Anweisungen:* Olivenöl in einem großen Topf bei mittlerer Hitze erhitzen. Zwiebeln, Karotten und Sellerie anbraten, bis sie weich sind. Knoblauch hinzufügen und kochen, bis es duftet. Linsen, Tomaten und Brühe einrühren. Mit Kreuzkümmel, Paprika, Salz und Pfeffer würzen. Zum Kochen bringen und dann 30–40 Minuten köcheln lassen, bis die Linsen weich sind.
- **Abendessen:** Zitronen-Kräuter-Hähnchen mit braunem Reis
  - o *Zutaten:* 4 Hähnchenbrüste, 1/4 Tasse Olivenöl, 2 Esslöffel Zitronensaft, 2 Knoblauchzehen (gehackt), 1 Teelöffel getrockneter Oregano, 1 Teelöffel getrockneter Thymian, Salz und Pfeffer nach Geschmack, 2 Tassen gekochter brauner Reis, gedünstetes Gemüse
  - o *Anweisungen:* Hähnchen mindestens 30 Minuten in Olivenöl, Zitronensaft, Knoblauch, Oregano, Thymian, Salz und Pfeffer marinieren. Backofen auf 375°F (190°C)

vorheizen. Hähnchen 25 Minuten backen. Mit braunem Reis und gedünstetem Gemüse servieren.

- **Snack:** Karottensticks mit Hummus
    - *Zutaten:* 4 große Karotten (geschält und in Stifte geschnitten), 1 Tasse Hummus
    - *Anweisungen:* Servieren Sie Karottenstifte mit Hummus zum Dippen.

Tag 4

- **Frühstück:** Griechischer Joghurt perfekt
    - *Zutaten:* 1 Tasse griechischer Joghurt, 1/2 Tasse gemischte Beeren, 1/4 Tasse Müsli, 1 Esslöffel Honig
    - *Anweisungen:* Joghurt, Beeren und Müsli in einer Schüssel schichten. Mit Honig beträufeln und servieren.
- **Mittagessen:** Mit Spinat und Feta gefüllte Paprika
    - *Zutaten:* 4 Paprika (halbiert und entkernt), 2 Tassen gekochter Quinoa, 1 Tasse Spinat (gehackt), 1/2 Tasse Feta-Käse (zerbröselt), 1/4 Tasse Pinienkerne, 2 Esslöffel Olivenöl, Salz und Pfeffer nach Geschmack
    - *Anweisungen:* Backofen auf 375°F (190°C) vorheizen. Quinoa, Spinat, Feta, Pinienkerne, Olivenöl, Salz und Pfeffer in einer Schüssel vermischen. Paprikahälften mit der Mischung füllen. 25–30 Minuten backen, bis die Paprika weich sind.
- **Abendessen:** Gemüsepfanne mit Tofu
    - *Zutaten:* 1 Block fester Tofu (abgetropft und gewürfelt), 2 Esslöffel Sojasauce, 1 Esslöffel Sesamöl, 2 Knoblauchzehen (gehackt), 2,5 cm Ingwer (gerieben), 1 rote Paprika (in Scheiben geschnitten), 1 gelbe Paprika (in Scheiben geschnitten), 1 Tasse Brokkoliröschen, 1 Karotte (in dünne Scheiben geschnitten), 1/4 Tasse Gemüsebrühe, 2 Esslöffel Hoisinsauce, gekochter brauner Reis
    - *Anweisungen:* Tofu 10 Minuten in Sojasauce marinieren. Sesamöl in einer Pfanne bei mittlerer bis hoher Hitze

erhitzen. Tofu goldbraun kochen. Herausnehmen und beiseite stellen. Knoblauch und Ingwer in die Pfanne geben; anbraten, bis es duftet. Gemüse hinzufügen; 5–7 Minuten unter Rühren braten. Tofu wieder in die Pfanne geben, Brühe und Hoisinsauce hinzufügen. 2-3 Minuten kochen lassen. Über braunem Reis servieren.

- **Snack:** Studentenfutter
  - *Zutaten:* 1/2 Tasse Mandeln, 1/2 Tasse Walnüsse, 1/4 Tasse Kürbiskerne, 1/4 Tasse getrocknete Preiselbeeren, 1/4 Tasse dunkle Schokoladenstückchen
  - *Anweisungen:* Alle Zutaten in einer Schüssel vermischen. In einem luftdichten Behälter aufbewahren. Genießen Sie eine Handvoll als Snack.

Tag 5

- **Frühstück:** Vollkorntoast mit Nussbutter
  - *Zutaten:* 2 Scheiben Vollkornbrot, 2 Esslöffel Mandel- oder Erdnussbutter
  - *Anweisungen:* Brot toasten und mit Nussbutter bestreichen. Sofort servieren.
- **Mittagessen:** Hühnchen-Avocado-Salat
  - *Zutaten:* 2 Tassen gemischtes Gemüse, 1 gegrillte Hähnchenbrust (in Scheiben geschnitten), 1 Avocado (in Scheiben geschnitten), 1/2 Tasse Kirschtomaten (halbiert), 1/4 Tasse rote Zwiebel (in Scheiben geschnitten), 2 Esslöffel Olivenöl, Saft einer Zitrone, Salz und Pfeffer nach Geschmack
  - *Anweisungen:* Alle Zutaten in eine Schüssel geben und vorsichtig vermischen. Sofort servieren.
- **Abendessen:** Tacos mit schwarzen Bohnen und Süßkartoffeln
  - *Zutaten:* 2 große Süßkartoffeln (geschält und gewürfelt), 1 Dose schwarze Bohnen (abgetropft und abgespült), 1 rote Zwiebel (gewürfelt), 1 Teelöffel gemahlener Kreuzkümmel, 1 Teelöffel Chilipulver, Salz und Pfeffer

nach Geschmack, Mais- oder Mehl-Tortillas, optionale Beläge : Avocado, Salsa, Koriander, Limettenspalten

- o *Anweisungen:* Den Ofen auf 200 °C (400 °F) vorheizen. Süßkartoffelwürfel mit Olivenöl, Kreuzkümmel, Chilipulver, Salz und Pfeffer vermengen. Auf einem Backblech verteilen und 25–30 Minuten rösten. Die Zwiebel anbraten, bis sie weich ist. Schwarze Bohnen hinzufügen und kochen, bis sie durchgewärmt sind. Tortillas erwärmen und Tacos mit Süßkartoffeln und schwarzen Bohnen zusammenstellen. Fügen Sie optionale Toppings hinzu.

- **Snack:** Avocado Toast

  - *Zutaten:* 2 Scheiben Vollkornbrot, 1 reife Avocado, Salz und Pfeffer nach Geschmack, optional: rote Paprikaflocken, Zitronensaft, Tomatenscheiben, pochiertes Ei
  - o *Anweisungen:* Die Vollkornbrotscheiben goldbraun rösten. Die Avocado in einer Schüssel zerdrücken und mit Salz und Pfeffer würzen. Verteilen Sie die zerdrückte Avocado gleichmäßig auf dem gerösteten Brot. Fügen Sie optionale Toppings wie rote Paprikaflocken, einen Spritzer Zitronensaft, geschnittene Tomaten oder ein pochiertes Ei hinzu. Sofort servieren.

Tag 6

- **Frühstück:** Berry Blast Smoothie
  - o *Zutaten:* 1 Tasse gemischte Beeren, 1 Banane, 1 Tasse Mandelmilch, 1 Esslöffel Chiasamen, 1 Esslöffel Honig
  - o *Anweisungen:* Alle Zutaten glatt rühren. Sofort servieren.
- **Mittagessen:** Quinoa-Salat mit Kichererbsen und Avocado
  - o *Zutaten:* 1 Tasse gekochter Quinoa, 1 Dose Kichererbsen (abgetropft und abgespült), 1 Avocado (gewürfelt), 1 Tasse Kirschtomaten (halbiert), 1/4 Tasse rote Zwiebel

(gewürfelt), 2 Esslöffel Olivenöl, Saft einer Zitrone, Salz und Pfeffer nach Geschmack

- o *Anweisungen:* Alle Zutaten in eine große Schüssel geben und vorsichtig vermischen. Gekühlt servieren.

- **Abendessen:** Lachs mit Quinoa und geröstetem Gemüse
    - o *Zutaten:* 4 Lachsfilets, 1 Tasse gekochter Quinoa, 2 Tassen gemischtes Gemüse (wie Paprika, Zucchini und Karotten), 2 Esslöffel Olivenöl, 1 Teelöffel getrockneter Thymian, Salz und Pfeffer nach Geschmack
    - o *Anweisungen:* Den Ofen auf 200 °C (400 °F) vorheizen. Gemüse mit Olivenöl, Thymian, Salz und Pfeffer vermengen. Auf einem Backblech verteilen und 20-25 Minuten rösten. Lachsfilets in einer Pfanne bei mittlerer Hitze 4–5 Minuten pro Seite braten. Lachs mit Quinoa und geröstetem Gemüse servieren.
- **Snack:** Apfelscheiben mit Erdnussbutter
    - o *Zutaten:* 1 Apfel (in Scheiben geschnitten), 2 Esslöffel Erdnussbutter
    - o *Anweisungen:* Den Apfel in Scheiben schneiden und mit Erdnussbutter zum Dippen servieren.

Tag 7

- **Frühstück:** Gemüseomelett
    - o *Zutaten:* 3 Eier, 1/4 Tasse gewürfelte Paprika, 1/4 Tasse gewürfelte Tomaten, 1/4 Tasse Spinat (gehackt), Salz und Pfeffer nach Geschmack, 1 Esslöffel Olivenöl
    - o *Anweisungen:* Olivenöl in einer Pfanne bei mittlerer Hitze erhitzen. Das Gemüse anbraten, bis es weich ist. Die Eier mit Salz und Pfeffer verquirlen, in die Pfanne geben und kochen, bis die Eier fest sind. Falten und servieren.
- **Mittagessen:** Truthahn-Gemüse-Wrap
    - o *Zutaten:* 1 Vollkorn-Wrap, 4 Scheiben Putenbrust, 1/4 Tasse geriebener Salat, 1/4 Tasse geschnittene Gurke, 1/4 Tasse geraspelte Karotten, 1 Esslöffel Hummus

- o *Anweisungen:* Den Wrap mit Hummus bestreichen und mit Truthahn, Salat, Gurke und Karotten belegen. Aufrollen und servieren.
- **Abendessen:** Auberginen-Kichererbsen-Curry
  - o *Zutaten:* 1 Aubergine (gewürfelt), 1 Dose Kichererbsen (abgetropft und abgespült), 1 Zwiebel (gewürfelt), 2 Knoblauchzehen (gehackt), 1 Esslöffel Currypulver, 1 Teelöffel Kreuzkümmel, 1 Teelöffel Koriander, 1/2 Teelöffel Kurkuma, 1/4 Teelöffel Cayennepfeffer, 1 Dose gewürfelte Tomaten, 1 Tasse Gemüsebrühe, Salz und Pfeffer nach Geschmack, 2 Esslöffel Olivenöl
  - o *Anweisungen:* Olivenöl in einer großen Pfanne bei mittlerer Hitze erhitzen. Auberginen hinzufügen und kochen, bis sie weich sind. Zwiebel und Knoblauch hinzufügen; kochen, bis die Zwiebel durchscheinend ist. Gewürze einrühren und kochen, bis es duftet. Tomaten, Kichererbsen und Brühe hinzufügen. 20 Minuten köcheln lassen. Mit Reis servieren.
- **Snack:** Griechischer Joghurt mit Beeren und Müsli
  - o *Zutaten:* 1 Tasse griechischer Joghurt, 1/2 Tasse gemischte Beeren, 1/4 Tasse Müsli, 1 Esslöffel Honig
  - o *Anweisungen:* Joghurt, Beeren und Müsli in einer Schüssel schichten. Mit Honig beträufeln und servieren.

Woche 2

Tag 1

- **Frühstück:** Overnight Oats
  - o *Zutaten:* 1/2 Tasse Haferflocken, 1/2 Tasse Mandelmilch, 1/4 Tasse griechischer Joghurt, 1 Esslöffel Chiasamen, 1 Esslöffel Honig, 1/2 Tasse gemischte Beeren
  - o *Anweisungen:* Alle Zutaten in ein Glas geben, abdecken und über Nacht im Kühlschrank aufbewahren. Gekühlt servieren.

- **Mittagessen:** Linsensuppe
  - *Zutaten:* 1 Tasse Linsen, 1 Zwiebel (gewürfelt), 2 Karotten (gewürfelt), 2 Selleriestangen (gewürfelt), 3 Knoblauchzehen (gehackt), 1 Dose gewürfelte Tomaten, 6 Tassen Gemüsebrühe, 1 Teelöffel Kreuzkümmel, 1 Teelöffel Paprika, Salz und Pfeffer nach Geschmack, 2 Esslöffel Olivenöl
  - *Anweisungen:* Olivenöl in einem großen Topf bei mittlerer Hitze erhitzen. Zwiebeln, Karotten und Sellerie anbraten, bis sie weich sind. Knoblauch hinzufügen und kochen, bis es duftet. Linsen, Tomaten und Brühe einrühren. Mit Kreuzkümmel, Paprika, Salz und Pfeffer würzen. Zum Kochen bringen und dann 30–40 Minuten köcheln lassen, bis die Linsen weich sind.
- **Abendessen:** Zitronen-Kräuter-Hähnchen mit braunem Reis
  - *Zutaten:* 4 Hähnchenbrüste, 1/4 Tasse Olivenöl, 2 Esslöffel Zitronensaft, 2 Knoblauchzehen (gehackt), 1 Teelöffel getrockneter Oregano, 1 Teelöffel getrockneter Thymian, Salz und Pfeffer nach Geschmack, 2 Tassen gekochter brauner Reis, gedünstetes Gemüse
  - *Anweisungen:* Hähnchen mindestens 30 Minuten in Olivenöl, Zitronensaft, Knoblauch, Oregano, Thymian, Salz und Pfeffer marinieren. Backofen auf 375°F (190°C) vorheizen. Hähnchen 25 Minuten backen. Mit braunem Reis und gedünstetem Gemüse servieren.
- **Snack:** Karottensticks mit Hummus
  - *Zutaten:* 4 große Karotten (geschält und in Stifte geschnitten), 1 Tasse Hummus
  - *Anweisungen:* Servieren Sie Karottenstifte mit Hummus zum Dippen.

Tag 2

- **Frühstück:** Griechischer Joghurt perfekt

- o *Zutaten:* 1 Tasse griechischer Joghurt, 1/2 Tasse gemischte Beeren, 1/4 Tasse Müsli, 1 Esslöffel Honig
- o *Anweisungen:* Joghurt, Beeren und Müsli in einer Schüssel schichten. Mit Honig beträufeln und servieren.
- **Mittagessen:** Mit Spinat und Feta gefüllte Paprika
  - o *Zutaten:* 4 Paprika (halbiert und entkernt), 2 Tassen gekochter Quinoa, 1 Tasse Spinat (gehackt), 1/2 Tasse Feta-Käse (zerbröselt), 1/4 Tasse Pinienkerne, 2 Esslöffel Olivenöl, Salz und Pfeffer nach Geschmack
  - o *Anweisungen:* Backofen auf 375°F (190°C) vorheizen. Quinoa, Spinat, Feta, Pinienkerne, Olivenöl, Salz und Pfeffer in einer Schüssel vermischen. Paprikahälften mit der Mischung füllen. 25–30 Minuten backen, bis die Paprika weich sind.
- **Abendessen:** Gemüsepfanne mit Tofu
  - o *Zutaten:* 1 Block fester Tofu (abgetropft und gewürfelt), 2 Esslöffel Sojasauce, 1 Esslöffel Sesamöl, 2 Knoblauchzehen (gehackt), 2,5 cm Ingwer (gerieben), 1 rote Paprika (in Scheiben geschnitten), 1 gelbe Paprika (in Scheiben geschnitten), 1 Tasse Brokkoliröschen, 1 Karotte (in dünne Scheiben geschnitten), 1/4 Tasse Gemüsebrühe, 2 Esslöffel Hoisinsauce, gekochter brauner Reis
  - o *Anweisungen:* Tofu 10 Minuten in Sojasauce marinieren. Sesamöl in einer Pfanne bei mittlerer bis hoher Hitze erhitzen. Tofu goldbraun kochen. Herausnehmen und beiseite stellen. Knoblauch und Ingwer in die Pfanne geben; anbraten, bis es duftet. Gemüse hinzufügen; 5–7 Minuten unter Rühren braten. Tofu wieder in die Pfanne geben, Brühe und Hoisinsauce hinzufügen. 2-3 Minuten kochen lassen. Über braunem Reis servieren.
- **Snack:** Studentenfutter
  - o *Zutaten:* 1/2 Tasse Mandeln, 1/2 Tasse Walnüsse, 1/4 Tasse Kürbiskerne, 1/4 Tasse getrocknete Preiselbeeren, 1/4 Tasse dunkle Schokoladenstückchen

- o *Anweisungen:* Alle Zutaten in einer Schüssel vermischen. In einem luftdichten Behälter aufbewahren. Genießen Sie eine Handvoll als Snack.

Tag 3

- **Frühstück:** Vollkorntoast mit Nussbutter
  - o *Zutaten:* 2 Scheiben Vollkornbrot, 2 Esslöffel Mandel- oder Erdnussbutter
  - o *Anweisungen:* Brot toasten und mit Nussbutter bestreichen. Sofort servieren.
- **Mittagessen:** Hühnchen-Avocado-Salat
  - o *Zutaten:* 2 Tassen gemischtes Gemüse, 1 gegrillte Hähnchenbrust (in Scheiben geschnitten), 1 Avocado (in Scheiben geschnitten), 1/2 Tasse Kirschtomaten (halbiert), 1/4 Tasse rote Zwiebel (in Scheiben geschnitten), 2 Esslöffel Olivenöl, Saft einer Zitrone, Salz und Pfeffer nach Geschmack
  - o *Anweisungen:* Alle Zutaten in eine Schüssel geben und vorsichtig vermischen. Sofort servieren.
- **Abendessen:** Tacos mit schwarzen Bohnen und Süßkartoffeln
  - o *Zutaten:* 2 große Süßkartoffeln (geschält und gewürfelt), 1 Dose schwarze Bohnen (abgetropft und abgespült), 1 rote Zwiebel (gewürfelt), 1 Teelöffel gemahlener Kreuzkümmel, 1 Teelöffel Chilipulver, Salz und Pfeffer nach Geschmack, Mais- oder Mehl-Tortillas, optionale Beläge : Avocado, Salsa, Koriander, Limettenspalten

Anweisungen: Den Ofen auf 200 °C (400 °F) vorheizen. Süßkartoffelwürfel mit Olivenöl, Kreuzkümmel, Chilipulver, Salz und Pfeffer vermengen. Auf einem Backblech verteilen und auf einem Backblech rösten und 25-30 Minuten rösten. Die Zwiebel anbraten, bis sie weich ist. Schwarze Bohnen hinzufügen und kochen, bis sie durchgewärmt sind. Tortillas erwärmen und Tacos mit Süßkartoffeln und schwarzen Bohnen zusammenstellen. Fügen Sie optionale Toppings hinzu.

- **Snack:** Avocado Toast
  - *Zutaten:* 2 Scheiben Vollkornbrot, 1 reife Avocado, Salz und Pfeffer nach Geschmack, optional: rote Paprikaflocken, Zitronensaft, Tomatenscheiben, pochiertes Ei
  - *Anweisungen:* Die Vollkornbrotscheiben goldbraun rösten. Die Avocado in einer Schüssel zerdrücken und mit Salz und Pfeffer würzen. Verteilen Sie die zerdrückte Avocado gleichmäßig auf dem gerösteten Brot. Fügen Sie optionale Toppings wie rote Paprikaflocken, einen Spritzer Zitronensaft, geschnittene Tomaten oder ein pochiertes Ei hinzu. Sofort servieren.

Tag 4

- **Frühstück:** Berry Blast Smoothie
  - *Zutaten:* 1 Tasse gemischte Beeren, 1 Banane, 1 Tasse Mandelmilch, 1 Esslöffel Chiasamen, 1 Esslöffel Honig
  - *Anweisungen:* Alle Zutaten glatt rühren. Sofort servieren.
- **Mittagessen:** Quinoa-Salat mit Kichererbsen und Avocado
  - *Zutaten:* 1 Tasse gekochter Quinoa, 1 Dose Kichererbsen (abgetropft und abgespült), 1 Avocado (gewürfelt), 1 Tasse Kirschtomaten (halbiert), 1/4 Tasse rote Zwiebel (gewürfelt), 2 Esslöffel Olivenöl, Saft einer Zitrone, Salz und Pfeffer nach Geschmack
  - *Anweisungen:* Alle Zutaten in eine große Schüssel geben und vorsichtig vermischen. Gekühlt servieren.
- **Abendessen:** Lachs mit Quinoa und geröstetem Gemüse
  - *Zutaten:* 4 Lachsfilets, 1 Tasse gekochter Quinoa, 2 Tassen gemischtes Gemüse (wie Paprika, Zucchini und Karotten), 2 Esslöffel Olivenöl, 1 Teelöffel getrockneter Thymian, Salz und Pfeffer nach Geschmack

- o *Anweisungen:* Den Ofen auf 200 °C (400 °F) vorheizen. Gemüse mit Olivenöl, Thymian, Salz und Pfeffer vermischen. Auf einem Backblech verteilen und 20-25 Minuten rösten. Lachsfilets in einer Pfanne bei mittlerer Hitze 4–5 Minuten pro Seite braten. Lachs mit Quinoa und geröstetem Gemüse servieren.
- **Snack:** Apfelscheiben mit Erdnussbutter
    - o *Zutaten:* 1 Apfel (in Scheiben geschnitten), 2 Esslöffel Erdnussbutter
    - o *Anweisungen:* Den Apfel in Scheiben schneiden und mit Erdnussbutter zum Dippen servieren.

Tag 5

- **Frühstück:** Gemüseomelett
    - o *Zutaten:* 3 Eier, 1/4 Tasse gewürfelte Paprika, 1/4 Tasse gewürfelte Tomaten, 1/4 Tasse Spinat (gehackt), Salz und Pfeffer nach Geschmack, 1 Esslöffel Olivenöl
    - o *Anweisungen:* Olivenöl in einer Pfanne bei mittlerer Hitze erhitzen. Das Gemüse anbraten, bis es weich ist. Die Eier mit Salz und Pfeffer verquirlen, in die Pfanne geben und kochen, bis die Eier fest sind. Falten und servieren.
- **Mittagessen:** Truthahn-Gemüse-Wrap
    - o *Zutaten:* 1 Vollkorn-Wrap, 4 Scheiben Putenbrust, 1/4 Tasse geriebener Salat, 1/4 Tasse geschnittene Gurke, 1/4 Tasse geraspelte Karotten, 1 Esslöffel Hummus
    - o *Anweisungen:* Den Wrap mit Hummus bestreichen und mit Truthahn, Salat, Gurke und Karotten belegen. Aufrollen und servieren.
- **Abendessen:** Auberginen-Kichererbsen-Curry
    - o *Zutaten:* 1 Aubergine (gewürfelt), 1 Dose Kichererbsen (abgetropft und abgespült), 1 Zwiebel (gewürfelt), 2 Knoblauchzehen (gehackt), 1 Esslöffel Currypulver, 1 Teelöffel Kreuzkümmel, 1 Teelöffel Koriander, 1/2 Teelöffel Kurkuma, 1/4 Teelöffel Cayennepfeffer, 1 Dose

gewürfelte Tomaten, 1 Tasse Gemüsebrühe, Salz und Pfeffer nach Geschmack, 2 Esslöffel Olivenöl

- o *Anweisungen:* Olivenöl in einer großen Pfanne bei mittlerer Hitze erhitzen. Auberginen hinzufügen und kochen, bis sie weich sind. Zwiebel und Knoblauch hinzufügen; kochen, bis die Zwiebel durchscheinend ist. Gewürze einrühren und kochen, bis es duftet. Tomaten, Kichererbsen und Brühe hinzufügen. 20 Minuten köcheln lassen. Mit Reis servieren.
- **Snack:** Griechischer Joghurt mit Beeren und Müsli
  - o *Zutaten:* 1 Tasse griechischer Joghurt, 1/2 Tasse gemischte Beeren, 1/4 Tasse Müsli, 1 Esslöffel Honig
  - o *Anweisungen:* Joghurt, Beeren und Müsli in einer Schüssel schichten. Mit Honig beträufeln und servieren.

Tag 6

- **Frühstück:** Overnight Oats
  - o *Zutaten:* 1/2 Tasse Haferflocken, 1/2 Tasse Mandelmilch, 1/4 Tasse griechischer Joghurt, 1 Esslöffel Chiasamen, 1 Esslöffel Honig, 1/2 Tasse gemischte Beeren
  - o *Anweisungen:* Alle Zutaten in ein Glas geben, abdecken und über Nacht im Kühlschrank aufbewahren. Gekühlt servieren.
- **Mittagessen:** Linsensuppe
  - o *Zutaten:* 1 Tasse Linsen, 1 Zwiebel (gewürfelt), 2 Karotten (gewürfelt), 2 Selleriestangen (gewürfelt), 3 Knoblauchzehen (gehackt), 1 Dose gewürfelte Tomaten, 6 Tassen Gemüsebrühe, 1 Teelöffel Kreuzkümmel, 1 Teelöffel Paprika, Salz und Pfeffer nach Geschmack, 2 Esslöffel Olivenöl
  - o *Anweisungen:* Olivenöl in einem großen Topf bei mittlerer Hitze erhitzen. Zwiebeln, Karotten und Sellerie anbraten, bis sie weich sind. Knoblauch hinzufügen und kochen, bis es duftet. Linsen, Tomaten und Brühe einrühren. Mit

Kreuzkümmel, Paprika, Salz und Pfeffer würzen. Zum Kochen bringen und dann 30–40 Minuten köcheln lassen, bis die Linsen weich sind.

- **Abendessen:** Zitronen-Kräuter-Hähnchen mit braunem Reis
    - o *Zutaten:* 4 Hähnchenbrüste, 1/4 Tasse Olivenöl, 2 Esslöffel Zitronensaft, 2 Knoblauchzehen (gehackt), 1 Teelöffel getrockneter Oregano, 1 Teelöffel getrockneter Thymian, Salz und Pfeffer nach Geschmack, 2 Tassen gekochter brauner Reis, gedünstetes Gemüse
    - o *Anweisungen:* Hähnchen mindestens 30 Minuten in Olivenöl, Zitronensaft, Knoblauch, Oregano, Thymian, Salz und Pfeffer marinieren. Backofen auf 375°F (190°C) vorheizen. Hähnchen 25 Minuten backen. Mit braunem Reis und gedünstetem Gemüse servieren.
- **Snack:** Karottensticks mit Hummus
    - o *Zutaten:* 4 große Karotten (geschält und in Stifte geschnitten), 1 Tasse Hummus
    - o *Anweisungen:* Servieren Sie Karottenstifte mit Hummus zum Dippen.

Tag 7

- **Frühstück:** Griechischer Joghurt perfekt
    - o *Zutaten:* 1 Tasse griechischer Joghurt, 1/2 Tasse gemischte Beeren, 1/4 Tasse Müsli, 1 Esslöffel Honig
    - o *Anweisungen:* Joghurt, Beeren und Müsli in einer Schüssel schichten. Mit Honig beträufeln und servieren.
- **Mittagessen:** Mit Spinat und Feta gefüllte Paprika
    - o *Zutaten:* 4 Paprika (halbiert und entkernt), 2 Tassen gekochter Quinoa, 1 Tasse Spinat (gehackt), 1/2 Tasse Feta-Käse (zerbröselt), 1/4 Tasse Pinienkerne, 2 Esslöffel Olivenöl, Salz und Pfeffer nach Geschmack
    - o *Anweisungen:* Backofen auf 375°F (190°C) vorheizen. Quinoa, Spinat, Feta, Pinienkerne, Olivenöl, Salz und Pfeffer in einer Schüssel vermischen. Paprikahälften mit

der Mischung füllen. 25–30 Minuten backen, bis die Paprika weich sind.

- **Abendessen:** Gemüsepfanne mit Tofu
  - *Zutaten:* 1 Block fester Tofu (abgetropft und gewürfelt), 2 Esslöffel Sojasauce, 1 Esslöffel Sesamöl, 2 Knoblauchzehen (gehackt), 2,5 cm Ingwer (gerieben), 1 rote Paprika (in Scheiben geschnitten), 1 gelbe Paprika (in Scheiben geschnitten), 1 Tasse Brokkoliröschen, 1 Karotte (in dünne Scheiben geschnitten), 1/4 Tasse Gemüsebrühe, 2 Esslöffel Hoisinsauce, gekochter brauner Reis
  - *Anweisungen:* Tofu 10 Minuten in Sojasauce marinieren. Sesamöl in einer Pfanne bei mittlerer bis hoher Hitze erhitzen. Tofu goldbraun kochen. Herausnehmen und beiseite stellen. Knoblauch und Ingwer in die Pfanne geben; anbraten, bis es duftet. Gemüse hinzufügen; 5–7 Minuten unter Rühren braten. Tofu wieder in die Pfanne geben, Brühe und Hoisinsauce hinzufügen. 2-3 Minuten kochen lassen. Über braunem Reis servieren.
- **Snack:** Studentenfutter
  - *Zutaten:* 1/2 Tasse Mandeln, 1/2 Tasse Walnüsse, 1/4 Tasse Kürbiskerne, 1/4 Tasse getrocknete Preiselbeeren, 1/4 Tasse dunkle Schokoladenstückchen
  - *Anweisungen:* Alle Zutaten in einer Schüssel vermischen. In einem luftdichten Behälter aufbewahren. Genießen Sie eine Handvoll als Snack.

Woche 3

Tag 1

- **Frühstück:** Smoothie-Bowl
  - *Zutaten:* 1 Tasse gefrorene Beeren, 1 Banane, 1/2 Tasse Mandelmilch, 1 Esslöffel Chiasamen, 1 Esslöffel Honig, Belag: Müsli, geschnittenes Obst, Kokosflocken

- o *Anweisungen:* Die gefrorenen Beeren, die Banane, die Mandelmilch, die Chiasamen und den Honig glatt rühren. In eine Schüssel füllen und mit Toppings nach Wahl belegen. Sofort servieren.
- **Mittagessen:** Mediterraner Kichererbsensalat
  - o *Zutaten:* 1 Dose Kichererbsen (abgetropft und abgespült), 1 Tasse Kirschtomaten (halbiert), 1 Gurke (gewürfelt), 1/4 Tasse rote Zwiebel (gewürfelt), 1/4 Tasse Kalamata-Oliven (in Scheiben geschnitten), 2 Esslöffel Olivenöl, Saft von 1 Zitrone, 1 Teelöffel getrockneter Oregano, Salz und Pfeffer nach Geschmack
  - o *Anweisungen:* Alle Zutaten in eine große Schüssel geben und vorsichtig vermischen. Gekühlt servieren.

- **Abendessen:** Gebackener Kabeljau mit Spargel und Quinoa
  - o *Zutaten:* 4 Kabeljaufilets, 1 Bund Spargel (geputzt), 2 Esslöffel Olivenöl, 1 Teelöffel Knoblauchpulver, 1 Teelöffel Zitronenschale, Salz und Pfeffer nach Geschmack, 1 Tasse gekochter Quinoa
  - o *Anweisungen:* Den Ofen auf 200 °C (400 °F) vorheizen. Kabeljaufilets und Spargel auf einem Backblech anrichten. Mit Olivenöl beträufeln und mit Knoblauchpulver, Zitronenschale, Salz und Pfeffer bestreuen. 15–20 Minuten backen, bis sich der Fisch mit einer Gabel leicht zerteilen lässt. Mit gekochtem Quinoa servieren.
- **Snack:** Gemischte Nüsse und Samen
  - o *Zutaten:* 1/4 Tasse Mandeln, 1/4 Tasse Walnüsse, 1/4 Tasse Sonnenblumenkerne, 1/4 Tasse Kürbiskerne
  - o *Anweisungen:* Alle Zutaten in einer Schüssel vermischen. In einem luftdichten Behälter aufbewahren. Genießen Sie eine Handvoll als Snack.

Tag 2

- **Frühstück:** Bananenpfannkuchen

- o *Zutaten:* 1 Banane (püriert), 2 Eier, 1/2 Teelöffel Backpulver, 1/4 Teelöffel Zimt, 1 Teelöffel Vanilleextrakt
- o *Anweisungen:* Alle Zutaten vermischen, bis alles gut vermischt ist. Erhitzen Sie eine beschichtete Pfanne bei mittlerer Hitze und gießen Sie den Teig hinein, sodass kleine Pfannkuchen entstehen. Kochen, bis sich auf der Oberfläche Blasen bilden, dann umdrehen und goldbraun backen. Mit frischen Beeren oder einem Spritzer Ahornsirup servieren.
- **Mittagessen:** Thunfischsalat-Salat-Wraps
  - o *Zutaten:* 1 Dose Thunfisch (abgetropft), 1/4 Tasse griechischer Joghurt, 1 Esslöffel Dijon-Senf, 1/4 Tasse Sellerie (gewürfelt), 1/4 Tasse rote Zwiebel (gewürfelt), Salz und Pfeffer nach Geschmack, große Salatblätter
  - o *Anweisungen:* In einer Schüssel Thunfisch, griechischen Joghurt, Senf, Sellerie und rote Zwiebeln vermischen. Mit Salz und Pfeffer würzen. Die Thunfischmischung auf große Salatblätter geben und einwickeln. Sofort servieren.
- **Abendessen:** Putenfleischbällchen mit Spaghettikürbis
  - o *Zutaten:* 1 Spaghettikürbis, 1 Pfund Putenhackfleisch, 1/4 Tasse Semmelbrösel, 1/4 Tasse Parmesankäse (gerieben), 1 Ei, 2 Knoblauchzehen (gehackt), 1 Teelöffel italienisches Gewürz, Salz und Pfeffer nach Geschmack, 1 Glas Marinara-Sauce
  - o *Anweisungen:* Backofen auf 375°F (190°C) vorheizen. Spaghettikürbis halbieren, Kerne entfernen und mit der Schnittseite nach unten auf einem Backblech 40 Minuten backen. In einer Schüssel Truthahn, Semmelbrösel, Parmesan, Ei, Knoblauch, italienische Gewürze, Salz und Pfeffer vermischen. Zu Fleischbällchen formen und auf einem separaten Backblech 20 Minuten backen. Marinara-Sauce in einem Topf erwärmen, gebackene Fleischbällchen hinzufügen und 10 Minuten köcheln lassen. Den Spaghettikürbis mit einer Gabel in Streifen schneiden und mit Fleischbällchen und Soße servieren.

- **Snack:** Gemüsesticks mit Guacamole
  - *Zutaten:* 1 Gurke (in Scheiben geschnitten), 2 Karotten (geschält und in Scheiben geschnitten), 1 rote Paprika (in Scheiben geschnitten), 1 Tasse Guacamole
  - *Anweisungen:* Gemüsesticks auf einem Teller anrichten und mit Guacamole zum Dippen servieren.

Tag 3

- **Frühstück:** Chia-Pudding
  - *Zutaten:* 1/4 Tasse Chiasamen, 1 Tasse Mandelmilch, 1 Esslöffel Ahornsirup, 1/2 Teelöffel Vanilleextrakt, Belag: frische Beeren, Nüsse
  - *Anweisungen:* Chiasamen, Mandelmilch, Ahornsirup und Vanilleextrakt in einer Schüssel vermischen. Gut umrühren und über Nacht kühl stellen. Mit Toppings nach Wahl servieren.
- **Mittagessen:** Gegrillte Hähnchen- und Gemüsespieße
  - *Zutaten:* 2 Hähnchenbrüste (gewürfelt), 1 rote Paprika (gewürfelt), 1 gelbe Paprika (gewürfelt), 1 rote Zwiebel (gewürfelt), 1 Zucchini (in Scheiben geschnitten), 2 Esslöffel Olivenöl, 1 Teelöffel getrockneter Oregano, Salz und Pfeffer dazu schmecken
  - *Anweisungen:* Den Grill auf mittlere bis hohe Hitze vorheizen. Hähnchen und Gemüse auf Spieße stecken. Mit Olivenöl bestreichen und mit Oregano, Salz und Pfeffer würzen. 10–15 Minuten grillen, dabei gelegentlich wenden, bis das Hähnchen gar ist und das Gemüse zart ist.
- **Abendessen:** Rindfleischpfanne mit Brokkoli und braunem Reis
  - *Zutaten:* 1 Pfund Rinderfilet (in dünne Scheiben geschnitten), 2 Tassen Brokkoliröschen, 1 rote Paprika (in Scheiben geschnitten), 2 Knoblauchzehen (gehackt), 1 Zoll Ingwer (gerieben), 1/4 Tasse Sojasauce, 2 Esslöffel Hoisinsauce, 1 Esslöffel Sesamöl, 1 Tasse gekochter brauner Reis

- o *Anweisungen:* Sesamöl in einer großen Pfanne bei mittlerer bis hoher Hitze erhitzen. Rindfleisch hinzufügen und braten, bis es braun ist. Herausnehmen und beiseite stellen. Knoblauch, Ingwer, Brokkoli und Paprika in die Pfanne geben; kochen, bis das Gemüse weich ist. Geben Sie das Rindfleisch wieder in die Pfanne, fügen Sie Sojasauce und Hoisinsauce hinzu und braten Sie es weitere 2–3 Minuten lang an. Über braunem Reis servieren.
- **Snack:** Hüttenkäse mit Ananas
  - o *Zutaten:* 1 Tasse Hüttenkäse, 1/2 Tasse Ananasstücke (frisch oder aus der Dose)
  - o *Anweisungen:* Hüttenkäse und Ananasstücke in einer Schüssel vermischen. Sofort servieren.

Tag 4

- **Frühstück:** Spinat-Pilz-Frittata
  - o *Zutaten:* 6 Eier, 1/4 Tasse Milch, 1 Tasse Spinat (gehackt), 1/2 Tasse Champignons (in Scheiben geschnitten), 1/4 Tasse Feta-Käse (zerbröselt), Salz und Pfeffer nach Geschmack, 1 Esslöffel Olivenöl
  - o *Anweisungen:* Backofen auf 375°F (190°C) vorheizen. In einer ofenfesten Pfanne Olivenöl bei mittlerer Hitze erhitzen. Spinat und Pilze anbraten, bis sie weich sind. In einer Schüssel Eier, Milch, Salz und Pfeffer verquirlen. Über das Gemüse in der Pfanne gießen und kochen, bis die Ränder fest sind. Mit Feta bestreuen und in den Ofen geben. 10-15 Minuten backen, bis die Mitte fest ist. Warm servieren.
- **Mittagessen:** Mit Quinoa und schwarzen Bohnen gefüllte Paprika
  - o *Zutaten:* 4 Paprikaschoten (halbiert und entkernt), 1 Tasse gekochter Quinoa, 1 Dose schwarze Bohnen (abgetropft und abgespült), 1/2 Tasse Maiskörner, 1/4 Tasse rote Zwiebel (gewürfelt), 1/4 Tasse Koriander (gehackt), 2 Esslöffel Limettensaft, Salz und Pfeffer nach Geschmack

- *Anweisungen:* Backofen auf 375°F (190°C) vorheizen. Quinoa, schwarze Bohnen, Mais, Zwiebeln, Koriander, Limettensaft, Salz und Pfeffer in einer Schüssel vermischen. Paprikahälften mit der Mischung füllen. 25–30 Minuten backen, bis die Paprika weich sind.
- **Abendessen:** Garnelen- und Gemüsespieße mit Couscous
  - *Zutaten:* 1 Pfund Garnelen (geschält und entdarmt), 1 Zucchini (in Scheiben geschnitten), 1 rote Paprika (gewürfelt), 1 gelbe Paprika (gewürfelt), 1 rote Zwiebel (gewürfelt), 2 Esslöffel Olivenöl, 1 Teelöffel geräuchertes Paprikapulver, Salz und Pfeffer nach Geschmack, 1 Tasse gekochter Couscous
  - *Anweisungen:* Den Grill auf mittlere bis hohe Hitze vorheizen. Garnelen und Gemüse auf Spieße stecken. Mit Olivenöl bestreichen und mit geräuchertem Paprika, Salz und Pfeffer würzen. 8–10 Minuten grillen, dabei gelegentlich wenden, bis die Garnelen undurchsichtig und das Gemüse zart sind. Mit gekochtem Couscous servieren.
- **Snack:** Apfelscheiben mit Mandelbutter
  - *Zutaten:* 1 Apfel (in Scheiben geschnitten), 2 Esslöffel Mandelbutter
  - *Anweisungen:* Den Apfel in Scheiben schneiden und mit Mandelbutter zum Dippen servieren.

Tag 5

- **Frühstück:** Blaubeer-Muffins
  - *Zutaten:* 1 1/2 Tassen Vollkornmehl, 1/2 Tasse Haferflocken, 1/2 Tasse Honig, 1/2 Teelöffel Backpulver, 1 Teelöffel Backpulver, 1/2 Teelöffel Salz, 1/2 Teelöffel Zimt, 1 Tasse griechischer Joghurt , 1/4 Tasse Milch, 1/4 Tasse Olivenöl, 2 Eier, 1 Teelöffel Vanilleextrakt, 1 Tasse frische Blaubeeren
  - *Anweisungen:* Backofen auf 375°F (190°C) vorheizen. In einer Schüssel Mehl, Haferflocken, Natron, Backpulver,

Salz und Zimt vermischen. In einer anderen Schüssel Joghurt, Milch, Olivenöl, Eier, Honig und Vanilleextrakt vermischen. Nasse und trockene Zutaten vermischen, Blaubeeren unterheben und den Teig in einer Muffinform verteilen. 20-25 Minuten backen, bis sie goldbraun sind.

- **Mittagessen:** Caprese-Salat mit Balsamico-Glasur
  - *Zutaten:* 2 Tassen gemischtes Gemüse, 2 Tomaten (in Scheiben geschnitten), 8 Unzen frischer Mozzarella (in Scheiben geschnitten), 1/4 Tasse frische Basilikumblätter, 2 Esslöffel Olivenöl, 1 Esslöffel Balsamico-Glasur, Salz und Pfeffer nach Geschmack
  - *Anweisungen:* Gemischtes Grün auf einem Teller anrichten. Mit Tomatenscheiben, Mozzarella und Basilikumblättern belegen. Mit Olivenöl und Balsamico-Glasur beträufeln. Mit Salz und Pfeffer würzen. Sofort servieren.

- **Abendessen:** Rindfleisch-Brokkoli-Pfanne
  - *Zutaten:* 1 Pfund Rinderfilet (in dünne Scheiben geschnitten), 2 Tassen Brokkoliröschen, 1 rote Paprika (in Scheiben geschnitten), 2 Knoblauchzehen (gehackt), 1 Zoll Ingwer (gerieben), 1/4 Tasse Sojasauce, 2 Esslöffel Hoisinsauce, 1 Esslöffel Sesamöl, 1 Tasse gekochter brauner Reis
  - *Anweisungen:* Sesamöl in einer großen Pfanne bei mittlerer bis hoher Hitze erhitzen. Rindfleisch hinzufügen und braten, bis es braun ist.

Rindfleisch herausnehmen und beiseite stellen. Knoblauch, Ingwer, Brokkoli und Paprika in die Pfanne geben; kochen, bis das Gemüse weich ist. Geben Sie das Rindfleisch wieder in die Pfanne, fügen Sie Sojasauce und Hoisinsauce hinzu und braten Sie es weitere 2–3 Minuten lang an. Über gekochtem braunem Reis servieren.

- **Snack:** Selleriestangen mit Frischkäse

- o *Zutaten:* 4 Selleriestangen (in Stifte geschnitten), 1/4 Tasse Frischkäse
- o *Anweisungen:* Selleriestangen mit Frischkäse füllen. Sofort servieren.

Tag 6

- **Frühstück:** Erdnussbutter-Bananen-Smoothie
  - o *Zutaten:* 1 Banane, 1 Tasse Mandelmilch, 2 Esslöffel Erdnussbutter, 1 Esslöffel Chiasamen, 1 Esslöffel Honig
  - o *Anweisungen:* Alle Zutaten glatt rühren. Sofort servieren.
- **Mittagessen:** griechischer Salat mit Hühnerfleisch
  - o *Zutaten:* 2 Tassen gemischtes Gemüse, 1 Tasse gekochte Hähnchenbrust (gewürfelt), 1/2 Tasse Kirschtomaten (halbiert), 1/2 Gurke (in Scheiben geschnitten), 1/4 Tasse rote Zwiebel (in Scheiben geschnitten), 1/4 Tasse Kalamata-Oliven, 1 /4 Tasse Feta-Käse (zerbröselt), 2 Esslöffel Olivenöl, Saft einer Zitrone, Salz und Pfeffer nach Geschmack
  - o *Anweisungen:* Mischen Sie Gemüse, Hühnchen, Kirschtomaten, Gurken, rote Zwiebeln, Oliven und Feta-Käse in einer Schüssel. Mit Olivenöl und Zitronensaft beträufeln. Mit Salz und Pfeffer würzen. Vorsichtig umrühren und servieren.
- **Abendessen:** Gebackenes Hähnchen mit Rosenkohl und Süßkartoffeln
  - o *Zutaten:* 4 Hähnchenbrüste, 1 Pfund Rosenkohl (halbiert), 2 Süßkartoffeln (gewürfelt), 2 Esslöffel Olivenöl, 1 Teelöffel Knoblauchpulver, 1 Teelöffel Paprika, Salz und Pfeffer nach Geschmack
  - o *Anweisungen:* Den Ofen auf 200 °C (400 °F) vorheizen. Hähnchen, Rosenkohl und Süßkartoffeln auf einem Backblech anrichten. Mit Olivenöl beträufeln und mit Knoblauchpulver, Paprika, Salz und Pfeffer würzen. 25–30

Minuten backen, bis das Hähnchen gar und das Gemüse zart ist.

- **Snack:** Edamame mit Meersalz
  - *Zutaten:* 1 Tasse Edamame (gedämpft), Meersalz nach Geschmack
  - *Anweisungen:* Streuen Sie Meersalz über das gedünstete Edamame. Warm servieren.

Tag 7

- **Frühstück:** Avocado-Tomaten-Toast
  - *Zutaten:* 2 Scheiben Vollkornbrot, 1 reife Avocado, 1 Tomate (in Scheiben geschnitten), Salz und Pfeffer nach Geschmack, 1 Esslöffel Olivenöl
  - *Anweisungen:* Die Brotscheiben goldbraun rösten. Avocado zerdrücken und mit Salz und Pfeffer würzen. Avocado auf Toast verteilen, mit Tomatenscheiben belegen und mit Olivenöl beträufeln. Sofort servieren.
- **Mittagessen:** Linsen- und Gemüsesuppe
  - *Zutaten:* 1 Tasse Linsen, 1 Zwiebel (gewürfelt), 2 Karotten (gewürfelt), 2 Selleriestangen (gewürfelt), 3 Knoblauchzehen (gehackt), 1 Dose gewürfelte Tomaten, 6 Tassen Gemüsebrühe, 1 Teelöffel Kreuzkümmel, 1 Teelöffel Paprika, Salz und Pfeffer nach Geschmack, 2 Esslöffel Olivenöl
  - *Anweisungen:* Olivenöl in einem großen Topf bei mittlerer Hitze erhitzen. Zwiebeln, Karotten und Sellerie anbraten, bis sie weich sind. Knoblauch hinzufügen und kochen, bis es duftet. Linsen, Tomaten und Brühe einrühren. Mit Kreuzkümmel, Paprika, Salz und Pfeffer würzen. Zum Kochen bringen und dann 30–40 Minuten köcheln lassen, bis die Linsen weich sind.
- **Abendessen:** Spaghetti mit Marinara-Sauce und Putenfleischbällchen

- o *Zutaten:* 1 Packung Vollkornspaghetti, 1 Pfund Putenhackfleisch, 1/4 Tasse Semmelbrösel, 1/4 Tasse Parmesankäse (gerieben), 1 Ei, 2 Knoblauchzehen (gehackt), 1 Teelöffel italienisches Gewürz, Salz und Pfeffer nach Geschmack, 1 Glas Marinara-Sauce
  - o *Anweisungen:* Spaghetti nach Packungsanleitung kochen. In einer Schüssel Putenhackfleisch, Semmelbrösel, Parmesan, Ei, Knoblauch, italienische Gewürze, Salz und Pfeffer vermischen. Zu Fleischbällchen formen und bei 190 °C 20 Minuten backen. Marinara-Sauce in einem Topf erwärmen, Fleischbällchen hinzufügen und 10 Minuten köcheln lassen. Fleischbällchen und Soße über gekochten Spaghetti servieren.
- **Snack:** Frischer Fruchtsalat
  - o *Zutaten:* 1 Tasse gemischtes Obst (wie Beeren, Kiwi, Mango und Ananas), 1 Esslöffel Limettensaft, 1 Teelöffel Honig
  - o *Anweisungen:* Mischobst in einer Schüssel vermischen. Mit Limettensaft und Honig beträufeln. Vorsichtig umrühren und servieren.

Woche 4

Tag 1

- **Frühstück:** Haferflocken mit Beeren und Nüssen
  - o *Zutaten:* 1/2 Tasse Haferflocken, 1 Tasse Mandelmilch, 1/4 Tasse gemischte Beeren, 1 Esslöffel Honig, 1/4 Tasse gemischte Nüsse
  - o *Anweisungen:* Haferflocken in Mandelmilch nach Packungsanleitung kochen. Mit Beeren, Honig und Nüssen belegen. Sofort servieren.
- **Mittagessen:** Hummus-Gemüse-Wrap
  - o *Zutaten:* 1 Vollkorn-Wrap, 1/4 Tasse Hummus, 1/4 Tasse geriebener Salat, 1/4 Tasse geschnittene Gurke, 1/4 Tasse

geraspelte Karotten, 1/4 Tasse rote Paprika (in Scheiben geschnitten)

- o *Anweisungen:* Den Wrap mit Hummus bestreichen und mit Salat, Gurke, Karotten und Paprika belegen. Aufrollen und servieren.

- **Abendessen:** Gegrillter Lachs mit Quinoa und gedünstetem Gemüse
  - o *Zutaten:* 4 Lachsfilets, 1 Tasse gekochter Quinoa, 2 Tassen gemischtes Gemüse (wie Brokkoli, Karotten und Zuckererbsen), 2 Esslöffel Olivenöl, 1 Teelöffel Knoblauchpulver, Salz und Pfeffer nach Geschmack
  - o *Anweisungen:* Den Grill auf mittlere bis hohe Hitze vorheizen. Lachs mit Olivenöl bestreichen und mit Knoblauchpulver, Salz und Pfeffer würzen. Pro Seite 4-5 Minuten grillen. Mit gekochtem Quinoa und gedünstetem Gemüse servieren.

- **Snack:** Griechischer Joghurt mit Honig und Mandeln
  - o *Zutaten:* 1 Tasse griechischer Joghurt, 1 Esslöffel Honig, 1/4 Tasse Mandelblättchen
  - o *Anweisungen:* Honig über griechischen Joghurt träufeln und mit Mandelblättchen bestreuen. Sofort servieren.

Tag 2

- **Frühstück:** Frühstücks-Burrito mit Eiern und Spinat
  - o *Zutaten:* 1 Vollkorn-Tortilla, 2 Eier, 1/2 Tasse Spinat (gehackt), 1/4 Tasse geriebener Käse, 1 Esslöffel Olivenöl, Salz und Pfeffer nach Geschmack
  - o *Anweisungen:* Olivenöl in einer Pfanne bei mittlerer Hitze erhitzen. Rühreier mit Spinat verrühren, bis sie gar sind. Mit Salz und Pfeffer würzen. Eier und Spinat in die Tortilla geben, mit Käse belegen und aufrollen. Sofort servieren.

- **Mittagessen:** Garnelen-Avocado-Salat

- o *Zutaten:* 2 Tassen gemischtes Gemüse, 1 Tasse gekochte Garnelen, 1 Avocado (gewürfelt), 1/4 Tasse Kirschtomaten (halbiert), 2 Esslöffel Olivenöl, Saft einer Limette, Salz und Pfeffer nach Geschmack
  - o *Anweisungen:* Mischen Sie Gemüse, Garnelen, Avocado und Kirschtomaten in einer Schüssel. Mit Olivenöl und Limettensaft beträufeln. Mit Salz und Pfeffer würzen. Vorsichtig umrühren und servieren.
- **Abendessen:** Truthahn Chili
  - o *Zutaten:* 1 Pfund gemahlener Truthahn, 1 Zwiebel (gewürfelt), 2 Knoblauchzehen (gehackt), 1 Paprika (gewürfelt), 1 Dose Kidneybohnen (abgetropft und abgespült), 1 Dose schwarze Bohnen (abgetropft und abgespült), 1 Dose gewürfelte Tomaten, 2 Esslöffel Chilipulver, 1 Teelöffel Kreuzkümmel, 1 Teelöffel Paprika, Salz und Pfeffer nach Geschmack, 2 Esslöffel Olivenöl
  - o *Anweisungen:* Olivenöl in einem großen Topf bei mittlerer Hitze erhitzen. Zwiebel, Knoblauch und Paprika kochen, bis sie weich sind. Putenhackfleisch dazugeben und anbraten, bis es braun ist. Bohnen, Tomaten, Chilipulver, Kreuzkümmel, Paprika, Salz und Pfeffer unterrühren. 30 Minuten köcheln lassen. Warm servieren.
- **Snack:** Hüttenkäse mit Pfirsichen
  - o *Zutaten:* 1 Tasse Hüttenkäse, 1/2 Tasse geschnittene Pfirsiche (frisch oder aus der Dose)
  - o *Anweisungen:* Hüttenkäse und geschnittene Pfirsiche in einer Schüssel vermengen. Sofort servieren.

Tag 3

- **Frühstück:** Smoothie-Bowl
  - o *Zutaten:* 1 Tasse gefrorene Beeren, 1 Banane, 1/2 Tasse Mandelmilch, 1 Esslöffel Chiasamen, 1 Esslöffel Honig, Belag: Müsli, geschnittenes Obst, Kokosflocken

- o *Anweisungen:* Die gefrorenen Beeren, die Banane, die Mandelmilch, die Chiasamen und den Honig glatt rühren. In eine Schüssel füllen und mit Toppings nach Wahl belegen. Sofort servieren.
- **Mittagessen:** Gegrillter Hähnchen-Caesar-Salat
  - o *Zutaten:* 2 Tassen Römersalat (gehackt), 1 gegrillte Hähnchenbrust (in Scheiben geschnitten), 1/4 Tasse Parmesan (gehobelt), 1/4 Tasse Croutons, 2 Esslöffel Caesar-Dressing
  - o *Anweisungen:* Römersalat mit Caesar-Dressing vermengen. Mit gegrillten Hähnchenscheiben, Parmesankäse und Croutons belegen. Sofort servieren.
- **Abendessen:** Gefüllte Paprika mit Quinoa und Hackfleisch
  - o *Zutaten:* 4 Paprikaschoten (halbiert und entkernt), 1 Tasse gekochter Quinoa, 1/2 Pfund Rinderhackfleisch, 1/2 Zwiebel (gewürfelt), 1 Tasse gewürfelte Tomaten, 1/4 Tasse geriebener Käse, 2 Esslöffel Olivenöl, Salz und Pfeffer schmecken

Anweisungen: Backofen auf 375°F (190°C) vorheizen. In einer Pfanne Olivenöl bei mittlerer Hitze erhitzen und Hackfleisch mit Zwiebelwürfeln anbraten, bis es braun ist. Gekochte Quinoa und gewürfelte Tomaten unterrühren. Mit Salz und Pfeffer würzen. Paprikahälften mit der Mischung füllen und in eine Auflaufform legen. Mit geriebenem Käse bestreuen und 25–30 Minuten backen, bis die Paprika weich und der Käse geschmolzen ist.

- **Snack:** Studentenfutter
  - o *Zutaten:* 1/4 Tasse Mandeln, 1/4 Tasse getrocknete Preiselbeeren, 1/4 Tasse Cashewnüsse, 1/4 Tasse dunkle Schokoladenstückchen
  - o *Anweisungen:* Alle Zutaten in einer Schüssel vermengen. In einem luftdichten Behälter aufbewahren und eine Handvoll als Snack genießen.

Tag 4

- **Frühstück:** Griechischer Joghurt perfekt
    - *Zutaten:* 1 Tasse griechischer Joghurt, 1/4 Tasse Müsli, 1/2 Tasse gemischte Beeren, 1 Esslöffel Honig
    - *Anweisungen:* Griechischen Joghurt, Müsli und gemischte Beeren in ein Glas oder eine Schüssel geben. Mit Honig beträufeln und sofort servieren.
- **Mittagessen:** Gemüse-Hummus-Sandwich
    - *Zutaten:* 2 Scheiben Vollkornbrot, 1/4 Tasse Hummus, 1/4 Tasse Gurke (in Scheiben geschnitten), 1/4 Tasse rote Paprika (in Scheiben geschnitten), 1/4 Tasse geriebene Karotten, 1/4 Tasse Spinatblätter
    - *Anweisungen:* Beide Brotscheiben mit Hummus bestreichen. Auf eine Scheibe Gurke, Paprika, Karotten und Spinat schichten und mit der anderen Scheibe belegen. Halbieren und servieren.
- **Abendessen:** Gebackener Tilapia mit Zitrone und Knoblauch
    - *Zutaten:* 4 Tilapiafilets, 2 Esslöffel Olivenöl, 2 Knoblauchzehen (gehackt), Saft einer Zitrone, Salz und Pfeffer nach Geschmack, 1/4 Tasse frische Petersilie (gehackt)
    - *Anweisungen:* Backofen auf 375°F (190°C) vorheizen. Tilapiafilets in eine Auflaufform legen. Mit Olivenöl beträufeln, mit Knoblauch, Zitronensaft, Salz und Pfeffer bestreuen. 20–25 Minuten backen, bis der Fisch flockig ist. Mit frischer Petersilie garnieren und mit gedünstetem Gemüse oder braunem Reis servieren.
- **Snack:** Geschnittene Paprika mit Hummus
    - *Zutaten:* 1 rote Paprika (in Scheiben geschnitten), 1 gelbe Paprika (in Scheiben geschnitten), 1/4 Tasse Hummus
    - *Anweisungen:* Paprikascheiben mit Hummus zum Dippen servieren.

Tag 5

- **Frühstück:** Apfel-Zimt-Overnight-Oats
    - *Zutaten:* 1/2 Tasse Haferflocken, 1/2 Tasse Mandelmilch, 1/4 Tasse griechischer Joghurt, 1/2 Apfel (gewürfelt), 1/2 Teelöffel Zimt, 1 Esslöffel Honig
    - *Anweisungen:* Haferflocken, Mandelmilch, griechischen Joghurt, Apfel, Zimt und Honig in einem Glas oder einer Schüssel vermischen. Gut umrühren, abdecken und über Nacht kühl stellen. Morgens kalt servieren.
- **Mittagessen:** Quinoa-Salat mit Kichererbsen und Feta
    - *Zutaten:* 1 Tasse gekochter Quinoa, 1 Dose Kichererbsen (abgetropft und abgespült), 1/2 Gurke (gewürfelt), 1/2 rote Paprika (gewürfelt), 1/4 Tasse rote Zwiebel (gewürfelt), 1/4 Tasse Feta-Käse (zerbröselt).), 2 Esslöffel Olivenöl, Saft einer Zitrone, Salz und Pfeffer nach Geschmack
    - *Anweisungen:* In einer großen Schüssel Quinoa, Kichererbsen, Gurke, Paprika, rote Zwiebeln und Feta-Käse vermischen. Mit Olivenöl und Zitronensaft beträufeln und mit Salz und Pfeffer würzen. Vorsichtig umrühren und servieren.
- **Abendessen:** Hähnchen-Gemüse-Pfanne
    - *Zutaten:* 2 Hähnchenbrüste (in dünne Scheiben geschnitten), 2 Tassen gemischtes Gemüse (wie Brokkoli, Paprika und Zuckererbsen), 2 Knoblauchzehen (gehackt), 2,5 cm Ingwer (gerieben), 1/4 Tasse Sojasauce, 1 Esslöffel Sesamöl , 1 Esslöffel Olivenöl
    - *Anweisungen:* Olivenöl in einer großen Pfanne bei mittlerer bis hoher Hitze erhitzen. Hähnchen hinzufügen und braten, bis es braun ist. Herausnehmen und beiseite stellen. In derselben Pfanne Sesamöl, Knoblauch und Ingwer hinzufügen; kochen, bis es duftet. Mischgemüse dazugeben und unter Rühren anbraten, bis es weich ist. Geben Sie das Hähnchen wieder in die Pfanne und fügen Sie Sojasauce hinzu. Weitere 2-3 Minuten kochen lassen, bis alles durchgeheizt ist. Mit braunem Reis oder Nudeln servieren.

- **Snack:** Hart gekochte Eier
  - *Zutaten:* 2 hartgekochte Eier
  - *Anweisungen:* Eier schälen und als proteinreichen Snack genießen.

Tag 6

- **Frühstück:** Frühstücks-Wrap mit Spinat und Feta
  - *Zutaten:* 1 Vollkorn-Tortilla, 2 Eier, 1/2 Tasse Spinat (gehackt), 1/4 Tasse Feta-Käse (zerbröselt), 1 Esslöffel Olivenöl, Salz und Pfeffer nach Geschmack
  - *Anweisungen:* Olivenöl in einer Pfanne bei mittlerer Hitze erhitzen. Rühreier mit Spinat verrühren, bis sie gar sind. Mit Salz und Pfeffer würzen. Eier und Spinat in die Tortilla geben, mit Fetakäse belegen und aufrollen. Sofort servieren.
- **Mittagessen:** Thunfisch-Nicoise-Salat
  - *Zutaten:* 2 Tassen gemischtes Gemüse, 1 Dose Thunfisch (abgetropft), 1/4 Tasse grüne Bohnen (blanchiert), 1/4 Tasse Kirschtomaten (halbiert), 1/4 Tasse Oliven, 1 hartgekochtes Ei (in Scheiben geschnitten), 2 Esslöffel Oliven Öl, Saft einer Zitrone, Salz und Pfeffer nach Geschmack
  - *Anweisungen:* Gemischtes Grün auf einem Teller anrichten. Mit Thunfisch, grünen Bohnen, Kirschtomaten, Oliven und geschnittenem Ei belegen. Mit Olivenöl und Zitronensaft beträufeln und mit Salz und Pfeffer würzen. Sofort servieren.
- **Abendessen:** Schweinefilet mit geröstetem Gemüse
  - *Zutaten:* 1 Schweinefilet, 2 Tassen gemischtes Gemüse (wie Karotten, Kartoffeln und Rosenkohl), 2 Esslöffel Olivenöl, 1 Teelöffel Knoblauchpulver, 1 Teelöffel Rosmarin, Salz und Pfeffer nach Geschmack
  - *Anweisungen:* Den Ofen auf 200 °C (400 °F) vorheizen. Schweinefilet und Gemüse auf ein Backblech legen. Mit

Olivenöl beträufeln und mit Knoblauchpulver, Rosmarin, Salz und Pfeffer würzen. 25–30 Minuten braten, bis das Schweinefleisch gar und das Gemüse zart ist. Lassen Sie das Schweinefleisch einige Minuten ruhen, bevor Sie es in Scheiben schneiden. Mit dem gerösteten Gemüse servieren.

- **Snack:** Gemischter Beeren-Smoothie
  - *Zutaten:* 1 Tasse gemischte Beeren, 1 Banane, 1/2 Tasse griechischer Joghurt, 1/2 Tasse Mandelmilch
  - *Anweisungen:* Alle Zutaten glatt rühren. Sofort servieren.

Tag 7

- **Frühstück:** Avocado-Toast mit pochiertem Ei
  - *Zutaten:* 2 Scheiben Vollkornbrot, 1 reife Avocado, 2 Eier, Salz und Pfeffer nach Geschmack, 1 Esslöffel Olivenöl, 1 Esslöffel weißer Essig
  - *Anweisungen:* Die Brotscheiben goldbraun rösten. Avocado zerdrücken und mit Salz und Pfeffer würzen. Avocado auf Toast verteilen. Um die Eier zu pochieren, bringen Sie einen Topf Wasser zum Kochen und fügen Sie weißen Essig hinzu. Schlagen Sie die Eier ins Wasser und kochen Sie sie 3–4 Minuten lang, bis das Eiweiß fest ist. Mit einem Schaumlöffel herausnehmen und auf Avocado-Toast legen. Mit Olivenöl beträufeln und sofort servieren.
- **Mittagessen:** Mediterraner Kichererbsensalat
  - *Zutaten:* 1 Dose Kichererbsen (abgetropft und abgespült), 1/2 Gurke (gewürfelt), 1/2 rote Paprika (gewürfelt), 1/4 Tasse rote Zwiebel (gewürfelt), 1/4 Tasse Kalamata-Oliven (in Scheiben geschnitten), 1/4 Tasse Feta-Käse (zerbröckelt), 2 Esslöffel Olivenöl, Saft einer Zitrone, Salz und Pfeffer nach Geschmack
  - *Anweisungen:* In einer großen Schüssel Kichererbsen, Gurken, Paprika, rote Zwiebeln, Oliven und Feta-Käse vermischen. Mit Olivenöl und Zitronensaft beträufeln und

mit Salz und Pfeffer würzen. Vorsichtig umrühren und servieren.

- **Abendessen:** Gebackener Kabeljau mit Tomaten und Basilikum
  - *Zutaten:* 4 Kabeljaufilets, 2 Tassen Kirschtomaten (halbiert), 1/4 Tasse frisches Basilikum (gehackt), 2 Esslöffel Olivenöl, 2 Knoblauchzehen (gehackt), Salz und Pfeffer nach Geschmack
  - *Anweisungen:* Backofen auf 375°F (190°C) vorheizen. Kabeljaufilets in eine Auflaufform legen. In einer Schüssel Kirschtomaten, Basilikum, Olivenöl und Knoblauch vermischen. Mit Salz und Pfeffer würzen. Die Tomatenmischung über die Kabeljaufilets geben. 20–25 Minuten backen, bis der Fisch flockig ist. Mit einer Beilage Quinoa oder braunem Reis servieren.
- **Snack:** Geröstete Kichererbsen
  - *Zutaten:* 1 Dose Kichererbsen (abgetropft und abgespült), 1 Esslöffel Olivenöl, 1 Teelöffel Paprika, 1/2 Teelöffel Knoblauchpulver, Salz und Pfeffer nach Geschmack
  - *Anweisungen:* Den Ofen auf 200 °C (400 °F) vorheizen. Kichererbsen mit einem Papiertuch trocken tupfen. In einer Schüssel Kichererbsen mit Olivenöl, Paprika, Knoblauchpulver, Salz und Pfeffer vermengen. Auf einem Backblech verteilen und 20–30 Minuten knusprig rösten. Abkühlen lassen und als Snack genießen.

Tipps zur Vereinfachung der Essenszubereitung

- **Verwenden Sie Fertiggerichte:** Entscheiden Sie sich für vorgeschnittenes Gemüse, Bohnenkonserven und gefrorenes Obst für eine schnelle und einfache Mahlzeitenzubereitung.
- **Investieren Sie in Küchengeräte:** Nutzen Sie Küchengeräte wie Slow Cooker, Schnellkochtöpfe und Küchenmaschinen, um Zeit und Mühe zu sparen.
- **Bereiten Sie sich vor:** Nutzen Sie Ausfallzeiten, um Zutaten vorzubereiten oder Mahlzeiten im Voraus zu kochen,

beispielsweise am Wochenende oder zu weniger geschäftigen Tageszeiten.

- **Eintopfgerichte:** Wählen Sie Rezepte, die in einem einzigen Topf oder einer einzigen Pfanne zubereitet werden können, um den Reinigungsaufwand zu minimieren und das Kochen zu vereinfachen.
- **Aufgaben delegieren:** Beziehen Sie Familienmitglieder oder Betreuer in die Essenszubereitung ein, um die Arbeitsbelastung zu teilen und eine gemeinsame Anstrengung zu ermöglichen.

Kochstrategien für Leichtigkeit und Komfort

- **Einfache Rezepte:** Wählen Sie Rezepte mit minimalen Zutaten und einfachen Anweisungen, um das Kochen einfacher zu gestalten.
- **Gefriergeeignete Mahlzeiten:** Bereiten Sie große Mengen Mahlzeiten zu und frieren Sie einzelne Portionen ein, um später schnelle und praktische Mahlzeiten zu erhalten.
- **Essenssets:** Erwägen Sie die Nutzung von Essenspaket-Lieferdiensten oder vorverpackten Essenslösungen, um Zeit bei Planung und Einkauf zu sparen.
- **Gesunde Swaps:** Nehmen Sie gesündere Alternativen in Rezepten vor, indem Sie beispielsweise griechischen Joghurt anstelle von Sauerrahm oder Vollkornnudeln anstelle von weißen Nudeln verwenden.

Indem Sie diese Strategien zur Essensplanung und -zubereitung befolgen, können Sie die Zubereitung nahrhafter Mahlzeiten vereinfachen und gleichzeitig die Parkinson-Krankheit in den Griff bekommen.

TEIL III

REZEPTE

Nahrhafte Frühstücksoptionen

Um den Energiepegel aufrechtzuerhalten und die allgemeine Gesundheit zu unterstützen, ist es wichtig, den Tag mit einem nahrhaften Frühstück zu beginnen. In diesem Kapitel werden wir verschiedene Frühstücksoptionen untersuchen, die auf Personen zugeschnitten sind, die an der Parkinson-Krankheit leiden.

1. **Grüner Power-Smoothie**
   o *Zutaten:* 1 Tasse Spinat, 1 Banane, 1/2 Tasse Ananasstücke, 1/2 Tasse griechischer Joghurt, 1 Esslöffel Chiasamen, 1/2 Tasse Mandelmilch.
   o *Anweisungen:* Alle Zutaten glatt rühren. Gekühlt servieren.
2. **Berry Blast Smoothie**
   o *Zutaten:* 1/2 Tasse gemischte Beeren (Erdbeeren, Blaubeeren, Himbeeren), 1/2 Tasse griechischer Naturjoghurt, 1 Esslöffel Honig, 1/2 Tasse Mandelmilch, 1 Esslöffel Leinsamen.
   o *Anweisungen:* Alle Zutaten glatt rühren. Falls gewünscht, Eis hinzufügen und erneut mixen. Sofort servieren.
3. **Tropischer Paradies-Smoothie**
   o *Zutaten:* 1/2 Tasse Mangostücke, 1/2 Tasse Ananasstücke, 1/2 Banane, 1/2 Tasse Kokosmilch, 1/4 Tasse Orangensaft, 1 Esslöffel Kokosraspeln.
   o *Anweisungen:* Alle Zutaten glatt rühren. Vor dem Servieren mit Kokosraspeln garnieren.
4. **Schokoladen-Erdnussbutter-Smoothie**

- o *Zutaten:* 1 Esslöffel Kakaopulver, 2 Esslöffel Erdnussbutter, 1 Banane, 1/2 Tasse griechischer Joghurt, 1/2 Tasse Mandelmilch, 1 Esslöffel Honig.
- o *Anweisungen:* Alle Zutaten glatt rühren. Fügen Sie bei Bedarf mehr Milch hinzu, um die gewünschte Konsistenz zu erreichen. Genießen!

5. **Haferflocken-Frühstücks-Smoothie**
   - o *Zutaten:* 1/4 Tasse Haferflocken, 1 Banane, 1/2 Tasse gemischte Beeren, 1/2 Tasse griechischer Joghurt, 1/2 Tasse Mandelmilch, 1 Esslöffel Honig.
   - o *Anweisungen:* Alle Zutaten vermischen, bis die Haferflocken vollständig eingearbeitet und glatt sind. Sofort servieren.

Proteinreiche Frühstücksoptionen

1. **Eier-Avocado-Toast**
   - o *Zutaten:* 2 Scheiben Vollkornbrot, 2 Eier, 1 Avocado, Salz und Pfeffer nach Geschmack.
   - o *Anweisungen:* Die Brotscheiben toasten. Während des Toastens die Eier nach Belieben braten oder pochieren. Die Avocado zerdrücken und gleichmäßig auf dem gerösteten Brot verteilen. Mit Eiern belegen und mit Salz und Pfeffer würzen.

2. **Griechischer Joghurt perfekt**
   - o *Zutaten:* 1 Tasse griechischer Joghurt, 1/4 Tasse Müsli, 1/2 Tasse gemischte Beeren, 1 Esslöffel Honig.
   - o *Anweisungen:* Griechischen Joghurt, Müsli und gemischte Beeren in ein Glas oder eine Schüssel geben. Mit Honig beträufeln und servieren.

3. **Quinoa-Frühstücksschüssel**
   - o *Zutaten:* 1/2 Tasse gekochter Quinoa, 1/4 Tasse griechischer Joghurt, 1/4 Tasse gemischte Nüsse und Samen, 1/2 Tasse geschnittene Früchte (wie Bananen,

Beeren oder Äpfel), Honig oder Ahornsirup zum Beträufeln.

- o *Anweisungen:* In einer Schüssel gekochtes Quinoa, griechischen Joghurt, gemischte Nüsse und Samen sowie geschnittene Früchte schichten. Vor dem Servieren mit Honig oder Ahornsirup beträufeln.

4. **Spinat-Feta-Omelett**
   - o *Zutaten:* 2 Eier, 1 Tasse frischer Spinat, 2 Esslöffel zerbröselter Feta-Käse, Salz und Pfeffer nach Geschmack.
   - o *Anweisungen:* Die Eier in einer Schüssel verquirlen und mit Salz und Pfeffer würzen. Eine beschichtete Pfanne bei mittlerer Hitze erhitzen und die geschlagenen Eier hinzufügen. Sobald die Ränder fest werden, Spinat und Feta-Käse hinzufügen. Das Omelett in zwei Hälften falten und kochen, bis die Eier vollständig gestockt sind.

5. **Proteinreiche Pfannkuchen**
   - o *Zutaten:* 1 Tasse Haferflocken, 1 Banane, 1/2 Tasse griechischer Joghurt, 2 Eier, 1 Teelöffel Backpulver, 1/2 Teelöffel Zimt, Belag nach Wahl (z. B. Beeren, Nüsse oder Honig).
   - o *Anweisungen:* Haferflocken, Banane, griechischen Joghurt, Eier, Backpulver und Zimt glatt rühren. Erhitzen Sie eine beschichtete Pfanne bei mittlerer Hitze und gießen Sie den Teig hinein, sodass Pfannkuchen entstehen. Kochen, bis sich auf der Oberfläche Blasen bilden, dann umdrehen und auf der anderen Seite garen. Mit Ihren Lieblingszutaten servieren.

Einfach zuzubereitende Frühstücksideen

1. **Chia-Samen-Pudding über Nacht**
   - o *Zutaten:* 1/4 Tasse Chiasamen, 1 Tasse Mandelmilch, 1 Esslöffel Honig, Belag nach Wahl (z. B. geschnittene Früchte oder Nüsse).

- o *Anweisungen:* Chiasamen, Mandelmilch und Honig in einem Glas oder einer Schüssel vermischen. Gut umrühren, abdecken und über Nacht kühl stellen. Morgens vor dem Servieren mit Ihren Lieblingsfrüchten oder -nüssen belegen.

2. **Vollkorntoast mit Nussbutter**
   - o *Zutaten:* 2 Scheiben Vollkornbrot, 2 Esslöffel Nussbutter (z. B. Mandel- oder Erdnussbutter), geschnittene Früchte als Belag.
   - o *Anweisungen:* Die Brotscheiben goldbraun rösten. Verteilen Sie Nussbutter gleichmäßig auf jeder Scheibe und belegen Sie sie mit geschnittenen Früchten für zusätzlichen Geschmack und Nährwert.

3. **Obst- und Joghurtschale**
   - o *Zutaten:* 1/2 Tasse griechischer Joghurt, 1/2 Tasse gemischte Früchte (wie Beeren, Bananenscheiben oder Apfelstücke), 1 Esslöffel Honig oder Ahornsirup, Müsli oder Nüsse zum Knuspern.
   - o *Anweisungen:* In einer Schüssel griechischen Joghurt, gemischte Früchte und Müsli oder Nüsse schichten. Für die Süße mit Honig oder Ahornsirup beträufeln.

4. **Eiermuffin aus der Mikrowelle**
   - o *Zutaten:* 2 Eier, 1/4 Tasse gehacktes Gemüse (wie Paprika, Zwiebeln oder Spinat), 2 Esslöffel geriebener Käse, Salz und Pfeffer nach Geschmack.
   - o *Anweisungen:* Eier in einem mikrowellengeeigneten Becher oder einer Schüssel schlagen. Gehacktes Gemüse, Käse, Salz und Pfeffer unterrühren. 1-2 Minuten lang auf höchster Stufe in der Mikrowelle erhitzen, bis die Eier vollständig gekocht sind. Genießen Sie es pur oder auf einem englischen Vollkornmuffin als Frühstückssandwich.

5. **Bananen- und Erdnussbutter-Roll-Ups**
   - o *Zutaten:* 1 Vollkorn-Tortilla, 1 Banane, 2 Esslöffel Erdnussbutter, Honig zum Beträufeln (optional).

- o *Anweisungen:* Erdnussbutter gleichmäßig auf der Tortilla verteilen. Legen Sie eine geschälte Banane auf ein Ende und rollen Sie sie fest auf. In mundgerechte Stücke schneiden und nach Belieben mit Honig beträufeln. Genießen Sie es als schnelle und tragbare Frühstücksoption.

Diese Frühstücksoptionen sind nicht nur köstlich, sondern auch voller Nährstoffe, um Ihren Tag mit dem richtigen Kick zu beginnen. Kombinieren Sie die Zutaten ganz nach Ihren Vorlieben und Ernährungsbedürfnissen.

8. Mittagessen

Gehirnfördernde Salate

1. **Mittelmeer-Quinoa-Salat**
   - o *Zutaten:* 1 Tasse gekochter Quinoa, 1/2 Tasse Kirschtomaten (halbiert), 1/4 Tasse gewürfelte Gurke, 1/4 Tasse gewürfelte rote Zwiebel, 1/4 Tasse zerbröckelter Feta-Käse, 2 Esslöffel gehackte Kalamata-Oliven, 2 Esslöffel Olivenöl, Saft 1 Zitrone, Salz und Pfeffer nach Geschmack.
   - o *Anweisungen:* In einer Schüssel gekochtes Quinoa, Kirschtomaten, Gurke, rote Zwiebel, Feta-Käse und Oliven vermischen. Mit Olivenöl und Zitronensaft beträufeln. Mit Salz und Pfeffer würzen. Vorsichtig umrühren und vermengen.
2. **Asiatisch inspirierter Hühnersalat**
   - o *Zutaten:* 2 Tassen gemischtes Gemüse, 1 gekochte Hähnchenbrust (in Scheiben geschnitten), 1/4 Tasse geriebene Karotten, 1/4 Tasse geriebener Rotkohl, 1/4 Tasse Edamame, 1/4 Tasse gehobelte Mandeln, 2 Esslöffel Sesam-Ingwer-Dressing.

- o *Anweisungen:* Gemischtes Grün auf einem Teller anrichten. Mit geschnittener Hähnchenbrust, geraspelten Karotten, geraspeltem Rotkohl, Edamame und gehobelten Mandeln belegen. Vor dem Servieren mit Sesam-Ingwer-Dressing beträufeln.

3. **Grünkohl-Avocado-Salat**
   - o *Zutaten:* 2 Tassen gehackter Grünkohl, 1/2 Avocado (gewürfelt), 1/4 Tasse geschnittene Erdbeeren, 2 Esslöffel zerbröselter Ziegenkäse, 2 Esslöffel Balsamico-Vinaigrette, 1 Esslöffel Sonnenblumenkerne.
   - o *Anweisungen:* Den Grünkohl mit Balsamico-Vinaigrette einmassieren, um ihn weicher zu machen. Mit Avocadowürfeln, geschnittenen Erdbeeren, zerbröckeltem Ziegenkäse und Sonnenblumenkernen belegen. Vorsichtig umrühren und vermengen.

4. **Thunfisch- und weißer Bohnensalat**
   - o *Zutaten:* 1 Dose Thunfisch (abgetropft), 1 Dose weiße Bohnen (abgetropft und abgespült), 1/4 Tasse gewürfelte rote Zwiebel, 1/4 Tasse gehackte Petersilie, 2 Esslöffel Olivenöl, Saft einer Zitrone, Salz und Pfeffer nach Geschmack.
   - o *Anweisungen:* In einer Schüssel Thunfisch, weiße Bohnen, rote Zwiebeln und Petersilie vermischen. Mit Olivenöl und Zitronensaft beträufeln. Mit Salz und Pfeffer würzen. Gut vermischen und gekühlt servieren.

5. **Gerösteter Gemüse-Quinoa-Salat**
   - o *Zutaten:* 1 Tasse gekochter Quinoa, 1 Tasse geröstetes Gemüse (wie Paprika, Zucchini und Auberginen), 1/4 Tasse zerbröselter Feta-Käse, 2 Esslöffel Balsamico-Vinaigrette, frische Basilikumblätter zum Garnieren.
   - o *Anweisungen:* In einer Schüssel gekochtes Quinoa, geröstetes Gemüse und zerbröckelten Feta-Käse vermischen. Mit Balsamico-Vinaigrette beträufeln und vorsichtig vermengen. Vor dem Servieren mit frischen Basilikumblättern garnieren.

Herzhafte Suppen und Eintöpfe

1. **Gemüselinsensuppe**
   - *Zutaten:* 1 Tasse Linsen, 4 Tassen Gemüsebrühe, 1 Zwiebel (gewürfelt), 2 Karotten (gewürfelt), 2 Selleriestangen (gewürfelt), 2 Knoblauchzehen (gehackt), 1 Dose gewürfelte Tomaten, 1 Teelöffel Kreuzkümmel, 1 Teelöffel Paprika, Salz, und Pfeffer nach Geschmack.
   - *Anweisungen:* In einem großen Topf Linsen, Gemüsebrühe, Zwiebeln, Karotten, Sellerie, Knoblauch und Tomatenwürfel vermischen. Mit Kreuzkümmel, Paprika, Salz und Pfeffer würzen. Zum Kochen bringen, dann die Hitze reduzieren und 20–25 Minuten köcheln lassen, bis die Linsen weich sind.

2. **Hühner- und Gemüseeintopf**
   - *Zutaten:* 2 Hähnchenbrüste (in Würfel geschnitten), 4 Tassen Hühnerbrühe, 2 Kartoffeln (gewürfelt), 2 Karotten (in Scheiben geschnitten), 1 Zwiebel (gewürfelt), 2 Knoblauchzehen (gehackt), 1 Teelöffel Thymian, 1 Teelöffel Rosmarin, Salz und Pfeffer nach Geschmack.
   - *Anweisungen:* In einem großen Topf Olivenöl bei mittlerer Hitze erhitzen. Hähnchenwürfel hinzufügen und braten, bis sie braun sind. Gewürfelte Kartoffeln, Karotten, Zwiebeln und Knoblauch hinzufügen. 5 Minuten kochen lassen, dann Hühnerbrühe, Thymian, Rosmarin, Salz und Pfeffer hinzufügen. 20–25 Minuten köcheln lassen, bis das Gemüse weich und das Hähnchen gar ist.

3. **Tomaten-Basilikum-Suppe**
   - *Zutaten:* 4 Tassen Tomaten (gewürfelt), 1 Zwiebel (gewürfelt), 2 Knoblauchzehen (gehackt), 2 Tassen Gemüsebrühe, 1/4 Tasse frische Basilikumblätter, 1/4 Tasse Sahne, Salz und Pfeffer nach Geschmack.
   - *Anweisungen:* In einem großen Topf Zwiebeln und Knoblauch in Olivenöl anbraten, bis sie weich sind. Gewürfelte Tomaten und Gemüsebrühe hinzufügen. 15-20

Minuten köcheln lassen. Frische Basilikumblätter und Sahne unterrühren. Mit einem Stabmixer glatt rühren. Vor dem Servieren mit Salz und Pfeffer würzen.

4. **Minestrone-Suppe**
   - *Zutaten:* 4 Tassen Gemüsebrühe, 1 Dose gewürfelte Tomaten, 1 Zwiebel (gewürfelt), 2 Karotten (gewürfelt), 2 Selleriestangen (gewürfelt), 1 Zucchini (gewürfelt), 1 Tasse gekochte Nudeln, 1 Dose Kidneybohnen (abgetropft und abgespült), 1 Teelöffel italienisches Gewürz, Salz und Pfeffer nach Geschmack.
   - *Anweisungen:* In einem großen Topf Gemüsebrühe, gewürfelte Tomaten, Zwiebeln, Karotten, Sellerie, Zucchini, gekochte Nudeln und Kidneybohnen vermischen. Mit italienischem Gewürz, Salz und Pfeffer würzen. Zum Kochen bringen, dann die Hitze reduzieren und 20–25 Minuten köcheln lassen, bis das Gemüse weich ist.

5. **Butternusskürbis-Apfel-Suppe**
   - *Zutaten:* 1 Butternusskürbis (geschält, entkernt und gewürfelt), 2 Äpfel (geschält, entkernt und gewürfelt), 1 Zwiebel (gewürfelt), 2 Knoblauchzehen (gehackt), 4 Tassen Gemüsebrühe, 1/2 Teelöffel Zimt, 1/4 Teelöffel Muskatnuss, Salz und Pfeffer nach Geschmack.
   - *Anweisungen:* In einem großen Topf Zwiebeln und Knoblauch in Olivenöl anbraten, bis sie weich sind. Gewürfelten Butternusskürbis, Äpfel, Gemüsebrühe, Zimt, Muskatnuss, Salz und Pfeffer hinzufügen. 20–25 Minuten köcheln lassen, bis Kürbis und Äpfel weich sind. Mit einem Stabmixer glatt rühren. Heiß servieren.

Einfache Sandwiches und Wraps

1. **Truthahn-Avocado-Wrap**
   - o *Zutaten:* 1 Vollkorn-Wrap, 3 Scheiben Truthahn, 1/4 Avocado (in Scheiben geschnitten), 1/4 Tasse gemischtes Gemüse, 1 Esslöffel Hummus.
   - o *Anweisungen:* Hummus gleichmäßig auf dem Wrap verteilen. Mit Putenscheiben, Avocadoscheiben und gemischtem Gemüse belegen. Fest aufrollen und halbieren.
2. **Caprese-Sandwich**
   - o *Zutaten:* 2 Scheiben Vollkornbrot, 2 Scheiben Mozzarella, 1 Tomate (in Scheiben geschnitten), frische Basilikumblätter, Balsamico-Glasur.

Anweisungen: Mozzarella-Käse, Tomatenscheiben und frische Basilikumblätter auf eine Brotscheibe schichten. Mit Balsamico-Glasur beträufeln und mit der anderen Brotscheibe belegen. Vorsichtig andrücken, um ein Sandwich zu formen. Halbieren und servieren.

3. **Caesar Wrap mit gegrilltem Hühnchen**
   - o *Zutaten:* 1 Vollkorn-Wrap, 1 gegrillte Hähnchenbrust (in Scheiben geschnitten), 1/4 Tasse Römersalat (gehackt), 2 Esslöffel Caesar-Dressing, 1 Esslöffel geriebener Parmesan.
   - o *Anweisungen:* Den Wrap flach auslegen und mit gegrillten Hähnchenscheiben und gehacktem Römersalat belegen. Mit Caesar-Dressing beträufeln und mit geriebenem Parmesankäse bestreuen. Vor dem Servieren fest aufrollen und in Scheiben schneiden.
4. **Veggie-Hummus-Wrap**
   - o *Zutaten:* 1 Vollkorn-Wrap, 2 Esslöffel Hummus, 1/4 Tasse Gurkenscheiben, 1/4 Tasse geraspelte Karotten, 1/4 Tasse geschnittene Paprika, 1/4 Tasse gemischtes Gemüse.
   - o *Anweisungen:* Hummus gleichmäßig auf dem Wrap verteilen. Mit Gurkenscheiben, geraspelten Karotten,

geschnittenen Paprikaschoten und gemischtem Gemüse belegen. Fest aufrollen und halbieren.

5. **Thunfischsalat-Sandwich**
   - *Zutaten:* 2 Scheiben Vollkornbrot, 1 Dose Thunfisch (abgetropft), 2 Esslöffel griechischer Joghurt, 1 Esslöffel gewürfelter Sellerie, 1 Esslöffel gewürfelte rote Zwiebel, Salz und Pfeffer nach Geschmack.
   - *Anweisungen:* In einer Schüssel Thunfisch, griechischen Joghurt, gewürfelten Sellerie und gewürfelte rote Zwiebeln vermischen. Mit Salz und Pfeffer würzen. Thunfischsalat gleichmäßig auf einer Brotscheibe verteilen. Mit der anderen Brotscheibe belegen, sodass ein Sandwich entsteht. Halbieren und servieren.

Diese Mittagsoptionen bieten ein ausgewogenes Verhältnis von Nährstoffen und Aromen, damit Sie den ganzen Tag über zufrieden und voller Energie sind. Sie können sie gerne mit Ihren Lieblingszutaten und -saucen individuell gestalten.

9. Abendessen

Ausgewogene Hauptgerichte

1. **Gegrillter Lachs mit Quinoa und Spargel**
   - *Zutaten:*
     - 2 Lachsfilets
     - 1 Tasse gekochte Quinoa
     - 1 Bund Spargel, geputzt
     - 2 Esslöffel Olivenöl
     - 1 Zitrone, in Scheiben geschnitten
     - Salz und Pfeffer nach Geschmack
   - *Anweisungen:*

- Den Grill auf mittlere bis hohe Hitze vorheizen.
- Lachsfilets mit Salz, Pfeffer und einem Schuss Olivenöl würzen.
- Lachsfilets und Spargel auf den Grill legen. Den Lachs auf jeder Seite 4–5 Minuten braten, oder bis er gar ist, und den Spargel 3–4 Minuten kochen, dabei gelegentlich wenden.
- Servieren Sie gegrillten Lachs und Spargel über gekochtem Quinoa. Vor dem Servieren mit Zitronenscheiben garnieren.

2. **Gefüllte Paprika mit gemahlenem Truthahn**
   - *Zutaten:*

     - 4 Paprika, halbiert und entkernt
     - 1 Pfund gemahlener Truthahn
     - 1 Tasse gekochte Quinoa
     - 1 Zwiebel, gewürfelt
     - 2 Knoblauchzehen, gehackt
     - 1 Dose gewürfelte Tomaten
     - 1 Teelöffel italienisches Gewürz
     - Salz und Pfeffer nach Geschmack

   - *Anweisungen:*

     - Backofen auf 375°F (190°C) vorheizen.
     - In einer Pfanne gemahlenen Truthahn, Zwiebeln und Knoblauch anbraten, bis der Truthahn gebräunt und die Zwiebeln glasig sind. Überschüssiges Fett abtropfen lassen.
     - Gekochte Quinoa, gewürfelte Tomaten, italienische Gewürze, Salz und Pfeffer unterrühren. Weitere 5 Minuten kochen lassen.
     - Die Putenmischung in die halbierten Paprikaschoten geben. Gefüllte Paprika in eine Auflaufform geben.

- Mit Folie abdecken und 25–30 Minuten backen, oder bis die Paprika weich sind. Folie entfernen und weitere 5 Minuten backen. Heiß servieren.

2. **Zitronen-Knoblauch-Hähnchen mit geröstetem Gemüse**
   - *Zutaten:*

     - 4 Hähnchenbrustfilets ohne Knochen und Haut
     - 1 Pfund Babykartoffeln, halbiert
     - 1 Bund Brokkoli, in Röschen geschnitten
     - 4 Knoblauchzehen, gehackt
     - 2 Esslöffel Olivenöl
     - 1 Zitrone, entsaftet und abgerieben
     - 1 Teelöffel getrockneter Thymian
     - Salz und Pfeffer nach Geschmack

   - *Anweisungen:*

     - Den Ofen auf 200 °C (400 °F) vorheizen.
     - In einer kleinen Schüssel gehackten Knoblauch, Olivenöl, Zitronensaft, Zitronenschale, getrockneten Thymian, Salz und Pfeffer verquirlen.
     - Hähnchenbrust in eine Auflaufform legen. Halbierte Babykartoffeln und Brokkoli um das Hähnchen verteilen.
     - Gießen Sie die Zitronen-Knoblauch-Mischung über das Huhn und das Gemüse und achten Sie darauf, dass alles gleichmäßig bedeckt ist.
     - 25–30 Minuten backen, oder bis das Hähnchen gar ist und das Gemüse zart ist. Heiß servieren.

2. **Rindfleischpfanne mit braunem Reis**
   - *Zutaten:*

     - 1 Pfund Rinderfilet, in dünne Scheiben geschnitten
     - 2 Tassen gemischtes Gemüse (wie Paprika, Brokkoli und Zuckererbsen)

- 3 Knoblauchzehen, gehackt
- 2 Esslöffel Sojasauce
- 1 Esslöffel Austernsauce
- 1 Esslöffel Sesamöl
- 2 Tassen gekochter brauner Reis
- Frühlingszwiebeln, in Scheiben geschnitten, zum Garnieren

o *Anweisungen:*

- Sesamöl in einer großen Pfanne oder einem Wok bei mittlerer bis hoher Hitze erhitzen. Gehackten Knoblauch hinzufügen und kochen, bis er duftet.
- Geben Sie geschnittenes Rindfleisch in die Pfanne und kochen Sie es, bis es braun ist.
- Mischgemüse unterrühren und zart-knusprig kochen.
- Sojasauce und Austernsauce in die Pfanne geben und umrühren.
- Servieren Sie gebratenes Rindfleisch über gekochtem braunem Reis. Vor dem Servieren mit geschnittenen Frühlingszwiebeln garnieren.

2. **Nudeln mit Gemüse**
   o *Zutaten:*

- 8 Unzen Vollkornnudeln
- 2 Esslöffel Olivenöl
- 2 Knoblauchzehen, gehackt
- 2 Tassen gemischtes Gemüse (wie Paprika, Kirschtomaten, Zucchini und Pilze), in Scheiben geschnitten
- 1/4 Tasse geriebener Parmesankäse
- Salz und Pfeffer nach Geschmack

o *Anweisungen:*

- Nudeln nach Packungsanleitung kochen. Abtropfen lassen und beiseite stellen.
- In einer großen Pfanne Olivenöl bei mittlerer Hitze erhitzen. Gehackten Knoblauch hinzufügen und kochen, bis er duftet.
- Gemischtes Gemüse in die Pfanne geben und kochen, bis es weich ist.
- Gekochte Nudeln mit dem Gemüse in der Pfanne vermengen. Mit Salz und Pfeffer würzen.
- Pasta Primavera heiß servieren, garniert mit geriebenem Parmesan.

Vegetarische und vegane Optionen

1. **Gemüsepfanne mit Tofu**
   - *Zutaten:*
     - 1 Block extrafester Tofu, gepresst und gewürfelt
     - 2 Esslöffel Sojasauce
     - 1 Esslöffel Maisstärke
     - 2 Esslöffel Pflanzenöl
     - 2 Tassen gemischtes Gemüse (wie Paprika, Brokkoli, Karotten und Zuckererbsen)
     - 3 Knoblauchzehen, gehackt
     - 1 Esslöffel frischer Ingwer, gerieben
     - Gekochter Reis oder Nudeln zum Servieren
   - *Anweisungen:*

     - In einer Schüssel gewürfelten Tofu mit Sojasauce und Maisstärke vermengen, bis er gleichmäßig bedeckt ist.
     - Pflanzenöl in einer großen Pfanne oder einem Wok bei mittlerer bis hoher Hitze erhitzen. Tofuwürfel dazugeben und von allen Seiten goldbraun braten. Tofu aus der Pfanne nehmen und beiseite stellen.

- In derselben Pfanne bei Bedarf mehr Öl hinzufügen und gehackten Knoblauch und geriebenen Ingwer anbraten, bis ein angenehmer Duft entsteht.
- Das gemischte Gemüse in die Pfanne geben und unter Rühren anbraten, bis es zart-knusprig ist.
- Den gekochten Tofu wieder in die Pfanne geben und alles vermengen. Servieren Sie Gemüsepfanne über gekochtem Reis oder Nudeln.

2. **Kichererbsen-Gemüse-Curry**
   - *Zutaten:*

     - 1 Esslöffel Kokosöl
     - 1 Zwiebel, gewürfelt
     - 2 Knoblauchzehen, gehackt
     - 1 Esslöffel Currypulver
     - 1 Dose Kichererbsen, abgetropft und abgespült
     - 1 Dose gewürfelte Tomaten
     - 1 Dose Kokosmilch
     - 2 Tassen gemischtes Gemüse (wie Blumenkohl, Paprika und Spinat)
     - Gekochter Reis zum Servieren

   - *Anweisungen:*

     - In einem großen Topf Kokosöl bei mittlerer Hitze erhitzen. Gewürfelte Zwiebeln und gehackten Knoblauch hinzufügen und kochen, bis sie weich sind.
     - Currypulver einrühren und eine weitere Minute kochen lassen, bis es duftet.
     - Kichererbsen, Tomatenwürfel, Kokosmilch und gemischtes Gemüse in den Topf geben. Zum Kombinieren umrühren.

- Bringen Sie das Curry zum Kochen und kochen Sie es 15 bis 20 Minuten lang oder bis das Gemüse weich ist.
- Kichererbsen-Gemüse-Curry heiß über gekochtem Reis servieren.

2. **Aubergine mit Parmesan**

- *Zutaten:*
  - 1 große Aubergine, in Scheiben geschnitten
  - 1 Tasse Semmelbrösel (oder Mandelmehl für die glutenfreie Variante)
  - 2 Eier (oder Leinsameneier für die vegane Variante)
  - 1 Tasse Marinara-Sauce
  - 1 Tasse geriebener Mozzarella-Käse (oder veganer Käse)
  - 1/4 Tasse geriebener Parmesankäse (oder Nährhefe für die vegane Variante)
  - Frische Basilikumblätter zum Garnieren
  - Salz und Pfeffer nach Geschmack
- *Anweisungen:*

  - Den Ofen auf 200 °C (400 °F) vorheizen. Ein Backblech mit Backpapier auslegen.
  - In einer flachen Schüssel die Eier schlagen. In eine andere flache Schüssel Semmelbrösel (oder Mandelmehl) geben.
  - Tauchen Sie jede Auberginenscheibe in die geschlagenen Eier und bestreichen Sie sie dann mit Semmelbröseln (oder Mandelmehl). Die panierten Auberginenscheiben auf das vorbereitete Backblech legen.
  - Auberginenscheiben im vorgeheizten Ofen 15–20 Minuten backen, bis sie goldbraun und knusprig sind.
  - Aus dem Ofen nehmen und die Ofentemperatur auf 175 °C (350 °F) reduzieren. Eine dünne Schicht Marinara-Sauce auf dem Boden einer Auflaufform verteilen.
  - Die Hälfte der gebackenen Auberginenscheiben in der Auflaufform anrichten. Mit mehr Marinara-Sauce,

geriebenem Mozzarella-Käse und geriebenem Parmesan belegen. Wiederholen Sie die Schichten mit den restlichen Auberginenscheiben und Toppings.

o Auberginen-Parmesan im Ofen 20–25 Minuten backen, oder bis der Käse geschmolzen ist und Blasen bildet.

o Vor dem Servieren mit frischen Basilikumblättern garnieren.

4. **Pilz Risotto**

o *Zutaten:*

- 1 Tasse Arborio-Reis
- 4 Tassen Gemüsebrühe
- 1 Zwiebel, fein gehackt
- 2 Knoblauchzehen, gehackt
- 1 Tasse Champignons, in Scheiben geschnitten
- 1/2 Tasse trockener Weißwein (optional)
- 1/4 Tasse geriebener Parmesankäse (oder Nährhefe für die vegane Variante)
- 2 Esslöffel Olivenöl
- Salz und Pfeffer nach Geschmack

o *Anweisungen:*

- In einem Topf Gemüsebrühe bei schwacher Hitze erhitzen und warm halten.
- In einem separaten großen Topf Olivenöl bei mittlerer Hitze erhitzen. Gehackte Zwiebeln und gehackten Knoblauch hinzufügen und anbraten, bis sie weich sind.
- Geben Sie Arborio-Reis in den Topf und kochen Sie ihn unter ständigem Rühren 1–2 Minuten lang, bis er leicht geröstet ist.
- Wenn Sie Weißwein verwenden, gießen Sie ihn in den Topf und rühren Sie, bis er absorbiert ist.
- Geben Sie zunächst eine Kelle nach der anderen warme Gemüsebrühe zur Reismischung hinzu und

rühren Sie dabei häufig um. Warten Sie, bis die Brühe aufgesogen ist, bevor Sie weitere hinzufügen.

- Setzen Sie diesen Vorgang fort, bis der Reis cremig und zart ist, etwa 20–25 Minuten.
- In den letzten Minuten der Garzeit die in Scheiben geschnittenen Pilze unterrühren und kochen, bis sie weich sind.
- Das Risotto vom Herd nehmen und geriebenen Parmesankäse (oder Nährhefe) unterrühren. Vor dem Servieren mit Salz und Pfeffer abschmecken.

5. **Gemüse-Fajitas**
   - *Zutaten:*

     - 1 Paprika, in Scheiben geschnitten
     - 1 Zwiebel, in Scheiben geschnitten
     - 1 Zucchini, in Scheiben geschnitten
     - 1 Tasse Champignons, in Scheiben geschnitten
     - 2 Esslöffel Olivenöl
     - 2 Esslöffel Fajita-Gewürz
     - 8 kleine Vollkorn-Tortillas
     - Optionale Beläge: Avocado, Salsa, griechischer Joghurt (oder Sauerrahm), geriebener Käse (oder veganer Käse)

   - *Anweisungen:*

     - Olivenöl in einer großen Pfanne bei mittlerer bis hoher Hitze erhitzen.
     - In Scheiben geschnittene Paprika, Zwiebeln, Zucchini und Pilze in die Pfanne geben. Streuen Sie Fajita-Gewürz über das Gemüse und vermengen Sie es, bis es bedeckt ist.
     - Kochen Sie das Gemüse unter gelegentlichem Rühren etwa 8–10 Minuten lang, bis es zart und leicht verkohlt ist.

- Vollkorn-Tortillas in einer separaten Pfanne oder in der Mikrowelle erwärmen.
- Das gekochte Gemüse auf die vorgewärmten Tortillas geben. Fügen Sie optionale Toppings wie Avocado, Salsa, griechischen Joghurt (oder Sauerrahm) und geriebenen Käse (oder veganen Käse) hinzu.
- Die Tortillas aufrollen und die Gemüse-Fajitas heiß servieren.

Slow Cooker-Rezepte für mehr Bequemlichkeit

1. **Slow Cooker Hühnchen-Gemüse-Curry**
   - *Zutaten:*
     - 1 Pfund Hähnchenbrust, in Würfel geschnitten
     - 2 Tassen gemischtes Gemüse (wie Karotten, Paprika und Erbsen)
     - 1 Zwiebel, gewürfelt
     - 2 Knoblauchzehen, gehackt
     - 1 Dose Kokosmilch
     - 1/4 Tasse Currypaste
     - 2 Esslöffel Sojasauce
     - Gekochter Reis zum Servieren
   - *Anweisungen:*

     - Kombinieren Sie in einem Slow Cooker Hähnchenwürfel, gemischtes Gemüse, gewürfelte Zwiebeln, gehackten Knoblauch, Kokosmilch, Currypaste und Sojasauce.
     - Alle Zutaten umrühren.
     - Abdecken und bei schwacher Hitze 6–8 Stunden oder bei starker Hitze 3–4 Stunden garen, bis das Hähnchen gar ist und das Gemüse zart ist.
     - Hähnchen-Gemüse-Curry über gekochtem Reis servieren.

2. **Linsensuppe aus dem Slow Cooker**
    o *Zutaten:*

- 1 Tasse getrocknete Linsen
- 4 Tassen Gemüsebrühe
- 1 Zwiebel, gewürfelt
- 2 Karotten, gewürfelt
- 2 Selleriestangen, gewürfelt
- 2 Knoblauchzehen, gehackt
- 1 Dose gewürfelte Tomaten
- 1 Teelöffel getrockneter Thymian
- Salz und Pfeffer nach Geschmack

    o *Anweisungen:*

- Getrocknete Linsen unter kaltem Wasser abspülen und abtropfen lassen.
- In einem Slow Cooker Linsen, Gemüsebrühe, Zwiebelwürfel, Karottenwürfel, Selleriewürfel, gehackten Knoblauch, Tomatenwürfel, getrockneten Thymian, Salz und Pfeffer vermischen.
- Alle Zutaten umrühren.
- Abdecken und bei schwacher Hitze 6–8 Stunden oder bei starker Hitze 3–4 Stunden kochen, bis die Linsen weich sind.
- Linsensuppe heiß servieren, nach Wunsch mit frischer Petersilie garniert.

2. **Slow Cooker Rindereintopf**
    o *Zutaten:*

- 1 Pfund Rindfleischeintopf, gewürfelt
- 4 Tassen Rinderbrühe
- 2 Kartoffeln, gewürfelt
- 2 Karotten, in Scheiben geschnitten
- 1 Zwiebel, gewürfelt

- 2 Knoblauchzehen, gehackt
- 1 Teelöffel getrockneter Thymian
- 1 Teelöffel getrockneter Rosmarin
- Salz und Pfeffer nach Geschmack

o *Anweisungen:*

1. In einem Slow Cooker Rindfleischeintopf, Rinderbrühe, Kartoffelwürfel, Karottenscheiben, Zwiebelwürfel, gehackten Knoblauch, getrockneten Thymian, getrockneten Rosmarin, Salz und Pfeffer vermischen.
2. Alle Zutaten umrühren.
3. Abdecken und bei schwacher Hitze 6–8 Stunden oder bei starker Hitze 3–4 Stunden garen, bis das Rindfleisch zart ist.
4. Rindereintopf heiß servieren, nach Wunsch mit gehackter frischer Petersilie garniert.

4. **Vegetarisches Chili aus dem Slow Cooker**
   o *Zutaten:*
   - 1 Dose Kidneybohnen, abgetropft und abgespült
   - 1 Dose schwarze Bohnen, abgetropft und abgespült
   - 1 Dose gewürfelte Tomaten
   - 1 Zwiebel, gewürfelt
   - 2 Knoblauchzehen, gehackt
   - 1 Paprika, gewürfelt
   - 1 Tasse Maiskörner (frisch oder gefroren)
   - 1 Esslöffel Chilipulver
   - 1 Teelöffel Kreuzkümmel
   - Salz und Pfeffer nach Geschmack
   o *Anweisungen:*

   - Kombinieren Sie in einem Slow Cooker Kidneybohnen, schwarze Bohnen, gewürfelte

Tomaten, gewürfelte Zwiebeln, gehackten Knoblauch, gewürfelte Paprika, Maiskörner, Chilipulver, Kreuzkümmel, Salz und Pfeffer.

- Alle Zutaten umrühren.
- Abdecken und bei schwacher Hitze 6–8 Stunden oder bei starker Hitze 3–4 Stunden garen.
- Servieren Sie das vegetarische Chili scharf, garniert mit geriebenem Käse, gehackten Frühlingszwiebeln und nach Wunsch mit einem Klecks Sauerrahm.

5. **Gemüselasagne im Slow Cooker**
   - *Zutaten:*

     - 9 Lasagne-Nudeln, ungekocht
     - 2 Tassen Marinara-Sauce
     - 2 Tassen gemischtes Gemüse (wie Zucchini, Paprika, Pilze und Spinat), in Scheiben geschnitten
     - 2 Tassen Ricotta-Käse (oder Hüttenkäse)
     - 1 Tasse geriebener Mozzarella-Käse
     - 1/4 Tasse geriebener Parmesankäse
     - 1 Teelöffel getrocknetes Basilikum
     - 1 Teelöffel getrockneter Oregano
     - Salz und Pfeffer nach Geschmack
   - *Anweisungen:*

     - In einer Schüssel Ricotta-Käse, geriebenen Mozzarella-Käse, geriebenen Parmesan, getrocknetes Basilikum, getrockneten Oregano, Salz und Pfeffer vermischen.
     - Verteilen Sie eine dünne Schicht Marinara-Sauce auf dem Boden des Slow Cookers.
     - Ordnen Sie 3 Lasagne-Nudeln über der Marinara-Sauce an und brechen Sie die Nudeln bei Bedarf passend ab.

- Die Nudeln mit der Hälfte der Ricotta-Käse-Mischung und der Hälfte des gemischten Gemüses belegen.
- Wiederholen Sie die Schichten mit Marinara-Sauce, Lasagne-Nudeln, der restlichen Ricotta-Käsemischung und dem restlichen gemischten Gemüse.
- Mit einer letzten Schicht Marinara-Sauce abschließen und mit zusätzlichem geriebenem Mozzarella-Käse und geriebenem Parmesankäse bestreuen.
- Abdecken und bei schwacher Hitze 4–6 Stunden kochen lassen, oder bis die Nudeln weich sind und der Käse geschmolzen ist und Blasen bildet.
- Gemüselasagne heiß servieren, nach Wunsch mit frischen Basilikumblättern garniert.

Diese Slow-Cooker-Rezepte bieten Komfort und Geschmack, sodass Sie mit minimalem Aufwand ein köstliches und nahrhaftes Abendessen genießen können. Passen Sie die Zutaten und Gewürze nach Ihren Wünschen an, um eine persönliche Note zu erhalten.

10. Snacks und Beilagen

Gesunde Snack-Ideen

1. **Griechischer Joghurt mit Beeren**
   - *Zutaten:*
     - 1/2 Tasse griechischer Joghurt
     - 1/4 Tasse gemischte Beeren (wie Erdbeeren, Blaubeeren und Himbeeren)
     - 1 Esslöffel Honig (optional)
   - *Anweisungen:*

- Griechischen Joghurt in eine Schüssel oder Tasse geben.
- Mit gemischten Beeren belegen.
- Nach Belieben mit Honig beträufeln.
- Genießen Sie diesen proteinreichen und antioxidantienreichen Snack.

2. **Hausgemachter Studentenfutter-Mix**
   - *Zutaten:*

     - 1/4 Tasse Mandeln
     - 1/4 Tasse Cashewnüsse
     - 1/4 Tasse getrocknete Preiselbeeren
     - 1/4 Tasse dunkle Schokoladenstückchen
     - 1/4 Tasse Kürbiskerne

   - *Anweisungen:*

     - Alle Zutaten in eine Schüssel geben und gut vermischen.
     - Für eine praktische Option zum Mitnehmen in einzelne Snackbeutel portionieren.
     - Diese Studentenfuttermischung bietet ein ausgewogenes Verhältnis von gesunden Fetten, Proteinen und Kohlenhydraten für anhaltende Energie.

2. **Gemüsesticks mit Hummus**
   - *Zutaten:*

     - Karottenstifte
     - Selleriestangen
     - Gurkenscheiben
     - Kirschtomaten
     - Hummus zum Dippen

   - *Anweisungen:*

- Gemüse waschen und in Stifte oder Scheiben schneiden.
- Mit Hummus servieren, um einen knusprigen und sättigenden Snack zu erhalten.
- Dieser Snack ist reich an Ballaststoffen, Vitaminen und Mineralien und sorgt dafür, dass Sie zwischen den Mahlzeiten satt und voller Energie bleiben.

2. **Apfelscheiben mit Erdnussbutter**
   - *Zutaten:*

     - 1 Apfel, in Scheiben geschnitten
     - 2 Esslöffel Erdnussbutter (oder Mandelbutter als Variante)

   - *Anweisungen:*

     - Den Apfel in dünne Spalten schneiden.
     - Jede Apfelscheibe mit Erdnussbutter bestreichen.
     - Genießen Sie die Kombination aus süßen und herzhaften Aromen sowie einen Protein- und Ballaststoffschub.

2. **Geröstete Kichererbsen**
   - *Zutaten:*

     - 1 Dose Kichererbsen, abgetropft und abgespült
     - 1 Esslöffel Olivenöl
     - 1 Teelöffel geräuchertes Paprikapulver
     - 1/2 Teelöffel Knoblauchpulver
     - 1/2 Teelöffel Kreuzkümmel
     - Salz nach Geschmack

   - *Anweisungen:*

     - Den Ofen auf 200 °C (400 °F) vorheizen.
     - Tupfen Sie die Kichererbsen mit einem Papiertuch trocken, um überschüssige Feuchtigkeit zu entfernen.

- In einer Schüssel Kichererbsen mit Olivenöl, geräuchertem Paprika, Knoblauchpulver, Kreuzkümmel und Salz vermengen, bis sie gleichmäßig bedeckt sind.
- Kichererbsen in einer Schicht auf einem Backblech verteilen.
- Im vorgeheizten Ofen 25–30 Minuten rösten, bis die Kichererbsen knusprig sind.
- Lassen Sie es abkühlen, bevor Sie diesen knusprigen und proteinreichen Snack genießen.

Nahrhafte Beilagen

1. **Quinoa-Salat**
   - *Zutaten:*
     - 1 Tasse gekochte Quinoa
     - 1/2 Tasse gewürfelte Gurke
     - 1/2 Tasse gewürfelte Paprika (beliebige Farbe)
     - 1/4 Tasse gehackte frische Petersilie
     - 2 Esslöffel Olivenöl
     - 1 Esslöffel Zitronensaft
     - Salz und Pfeffer nach Geschmack
   - *Anweisungen:*

     - In einer Schüssel gekochtes Quinoa, gewürfelte Gurke, gewürfelte Paprika und gehackte frische Petersilie vermischen.
     - Mit Olivenöl und Zitronensaft beträufeln. Mit Salz und Pfeffer würzen.
     - Mischen, bis alles gut vermischt ist.
     - Als erfrischende und nahrhafte Beilage zu jeder Mahlzeit servieren.
2. **Gedämpfter Brokkoli mit Knoblauch**
   - *Zutaten:*

- 2 Tassen Brokkoliröschen
- 2 Knoblauchzehen, gehackt
- 1 Esslöffel Olivenöl
- Salz und Pfeffer nach Geschmack

o *Anweisungen:*

- Brokkoliröschen etwa 5–7 Minuten dämpfen, bis sie zart-knusprig sind.
- In einer Pfanne Olivenöl bei mittlerer Hitze erhitzen.
- Den gehackten Knoblauch hinzufügen und ca. 1 Minute anbraten, bis er duftet.
- Gedünsteten Brokkoli in die Pfanne geben und mit Knoblauchöl bestreichen.
- Mit Salz und Pfeffer würzen.
- Als gesunde und geschmackvolle Beilage servieren.

2. **Gebackene Süßkartoffelecken**

   o *Zutaten:*

- 2 mittelgroße Süßkartoffeln, geschrubbt und in Spalten geschnitten
- 2 Esslöffel Olivenöl
- 1 Teelöffel geräuchertes Paprikapulver
- 1/2 Teelöffel Knoblauchpulver
- 1/2 Teelöffel Kreuzkümmel
- Salz und Pfeffer nach Geschmack

   o *Anweisungen:*

- Den Ofen auf 220 °C (425 °F) vorheizen.
- In einer großen Schüssel Süßkartoffelspalten mit Olivenöl, geräuchertem Paprika, Knoblauchpulver, Kreuzkümmel, Salz und Pfeffer vermengen, bis sie gleichmäßig bedeckt sind.

- Die Süßkartoffelspalten in einer Schicht auf einem Backblech anrichten.
- Im vorgeheizten Backofen 25–30 Minuten backen, nach der Hälfte der Zeit wenden, bis es goldbraun und knusprig ist.
- Als nahrhafte und sättigende Beilage oder Snack servieren.

2. **Quinoa-Gemüse-Pfanne**
   - *Zutaten:*

     - 1 Tasse gekochte Quinoa
     - 2 Tassen gemischtes Gemüse (wie Paprika, Brokkoli, Karotten und Zuckererbsen), in Scheiben geschnitten
     - 2 Knoblauchzehen, gehackt
     - 2 Esslöffel Sojasauce
     - 1 Esslöffel Sesamöl
     - 1 Esslöffel Reisessig
     - 1 Teelöffel Ingwer, gerieben
     - Sesamsamen zum Garnieren
   - *Anweisungen:*

     - Sesamöl in einer Pfanne oder einem Wok bei mittlerer bis hoher Hitze erhitzen.
     - Gehackten Knoblauch und geriebenen Ingwer hinzufügen und anbraten, bis es duftet.
     - Das gemischte Gemüse in die Pfanne geben und unter Rühren anbraten, bis es zart-knusprig ist.
     - Gekochte Quinoa, Sojasauce und Reisessig unterrühren. Kochen, bis es durchgeheizt ist.
     - Quinoa und Gemüse in der Pfanne heiß servieren, garniert mit Sesamkörnern.

2. **Capresesalat**
   - *Zutaten:*

     - 2 große Tomaten, in Scheiben geschnitten
     - 1 Kugel frischer Mozzarella-Käse, in Scheiben geschnitten
     - Frische Basilikumblätter
     - Balsamico-Glasur
     - Salz und Pfeffer nach Geschmack

   - *Anweisungen:*
     1. Tomatenscheiben und frische Mozzarellascheiben abwechselnd auf einer Servierplatte anrichten.
     2. Frische Basilikumblätter zwischen die Tomaten- und Mozzarellascheiben stecken.
     3. Balsamico-Glasur über den Salat träufeln.
     4. Mit Salz und Pfeffer abschmecken.
     5. Als leichte und erfrischende Beilage oder Vorspeise servieren.

Schnelle Häppchen für mehr Energie

1. **Energiebisse**
   - *Zutaten:*
     - 1 Tasse Haferflocken
     - 1/2 Tasse Nussbutter (z. B. Erdnussbutter oder Mandelbutter)
     - 1/4 Tasse Honig oder Ahornsirup
     - 1/4 Tasse gemahlener Leinsamen
     - 1/4 Tasse Mini-Schokoladenstückchen
     - 1 Teelöffel Vanilleextrakt
   - *Anweisungen:*

     - In einer großen Schüssel Haferflocken, Nussbutter, Honig oder Ahornsirup, gemahlene Leinsamen,

- Mini-Schokoladenstückchen und Vanilleextrakt vermischen, bis alles gut vermischt ist.
- Rollen Sie die Mischung zu kleinen Kugeln mit einem Durchmesser von etwa 2,5 cm.
- Legen Sie die Energiehäppchen auf ein mit Backpapier ausgelegtes Backblech.
- Vor dem Servieren mindestens 30 Minuten im Kühlschrank ruhen lassen.
- Genießen Sie diese nahrhaften und tragbaren Snacks für einen schnellen Energieschub.

2. **Apfelsandwiches mit Mandelbutter**
   - *Zutaten:*

     - 1 Apfel, entkernt und in Scheiben geschnitten
     - 2 Esslöffel Mandelbutter (oder eine beliebige Nuss- oder Samenbutter)
     - Müsli, gehackte Nüsse oder Trockenfrüchte zum Bestreuen (optional)
   - *Anweisungen:*

     - Eine Apfelscheibe mit Mandelbutter bestreichen.
     - Mit einer weiteren Apfelscheibe belegen, sodass ein Sandwich entsteht.
     - Optional: Rollen Sie die Ränder des Apfelsandwichs in Müsli, gehackten Nüssen oder Trockenfrüchten, um ihm mehr Textur und Geschmack zu verleihen.
     - Mit den restlichen Apfelscheiben und Mandelbutter wiederholen.
     - Genießen Sie diese Apfelsandwiches als schnellen und sättigenden Snack.

2. **Gurkenscheiben mit Hüttenkäse**
   - *Zutaten:*

     - 1 Gurke, in Scheiben geschnitten

- 1/2 Tasse Hüttenkäse
- Alles Bagelgewürz zum Bestreuen (optional)
  o *Anweisungen:*

- Gurkenscheiben auf einen Servierteller legen.
- Auf jede Gurkenscheibe Hüttenkäse geben.
- Optional: Für zusätzlichen Geschmack das gesamte Bagelgewürz über den Hüttenkäse streuen.
- Servieren Sie diese Gurkenscheiben mit Hüttenkäse als erfrischenden und proteinreichen Snack.

2. **Vollkorncracker mit Guacamole**
   o *Zutaten:*

- Vollkorncracker
- 1 reife Avocado, zerdrückt
- 1 Esslöffel Limettensaft
- 1/4 Teelöffel Knoblauchpulver
- Salz und Pfeffer nach Geschmack
  o *Anweisungen:*

- In einer Schüssel die reife Avocado mit Limettensaft, Knoblauchpulver, Salz und Pfeffer glatt rühren.
- Guacamole auf Vollkorncrackern verteilen.
- Servieren Sie diese Cracker mit Guacamole als sättigenden und nährstoffreichen Snack.

2. **Hartgekochte Eier mit Hummus**
   o *Zutaten:*

- Hartgekochte Eier, geschält
- Hummus zum Dippen
  o *Anweisungen:*

- Hartgekochte Eier der Länge nach halbieren.

- Mit Hummus zum Dippen servieren.
- Genießen Sie diese hartgekochten Eier mit Hummus als proteinreiche und sättigende Snack-Option.

Diese schnellen Häppchen liefern Energie und Nährstoffe für unterwegs und eignen sich perfekt zum Auftanken zwischen den Mahlzeiten oder zum Stillen des Heißhungers am Nachmittag. Genießen Sie sie als eigenständige Snacks oder kombinieren Sie sie zu einer ausgewogenen und geschmackvollen Snackplatte.

11. Desserts und Leckereien

Optionen für zuckerarme Desserts

1. **Chia-Samen Pudding**
   - *Zutaten:*
     - 1/4 Tasse Chiasamen
     - 1 Tasse Mandelmilch (oder eine beliebige Milch Ihrer Wahl)
     - 1 Esslöffel Ahornsirup (oder Honig)
     - 1/2 Teelöffel Vanilleextrakt
     - Frisches Obst zum Garnieren (z. B. Beeren oder Bananenscheiben)
   - *Anweisungen:*
     - Mischen Sie in einer Schüssel oder einem Glas Chiasamen, Mandelmilch, Ahornsirup (oder Honig) und Vanilleextrakt.
     - Zum Kombinieren gut umrühren.
     - Abdecken und mindestens 2 Stunden oder über Nacht im Kühlschrank lagern, bis der Chia-Pudding eindickt.

- Gekühlt servieren, garniert mit frischem Obst.
- Genießen Sie diese zuckerarme Dessertoption für einen sättigenden und nahrhaften Genuss.

2. **Bratäpfel**
   - *Zutaten:*

     - 2 Äpfel, entkernt
     - 2 Esslöffel gehackte Nüsse (z. B. Walnüsse oder Mandeln)
     - 1 Esslöffel Rosinen oder getrocknete Preiselbeeren
     - 1/2 Teelöffel Zimt
     - 1 Teelöffel Honig (optional)

   - *Anweisungen:*

     - Backofen auf 375°F (190°C) vorheizen.
     - In einer kleinen Schüssel gehackte Nüsse, Rosinen oder getrocknete Preiselbeeren, Zimt und Honig (falls verwendet) vermischen.
     - Jeden entkernten Apfel mit der Nussmischung füllen.
     - Gefüllte Äpfel in eine Auflaufform geben und im vorgeheizten Ofen 25–30 Minuten backen, oder bis die Äpfel weich sind.
     - Bratäpfel warm servieren, wahlweise mit einem Klecks griechischem Joghurt oder einer Prise Müsli garniert.

2. **Gefrorene Joghurtrinde**
   - *Zutaten:*

     - 2 Tassen griechischer Joghurt
     - 2 Esslöffel Honig oder Ahornsirup
     - 1/2 Tasse gemischte Beeren (wie Erdbeeren, Blaubeeren und Himbeeren)
     - 2 Esslöffel gehackte Nüsse (z. B. Mandeln oder Pistazien)

- o *Anweisungen:*

  - In einer Schüssel griechischen Joghurt und Honig oder Ahornsirup glatt rühren.
  - Ein Backblech mit Backpapier auslegen.
  - Verteilen Sie die Joghurtmischung gleichmäßig auf dem Pergamentpapier, etwa 1/4 Zoll dick.
  - Gemischte Beeren und gehackte Nüsse über den Joghurt streuen.
  - Joghurtrinde 2-3 Stunden lang einfrieren, oder bis sie fest ist.
  - Die gefrorene Joghurtrinde in Stücke brechen und sofort servieren.
  - Genießen Sie dieses erfrischende und zuckerarme Dessert direkt aus dem Gefrierschrank.

2. **Mit dunkler Schokolade überzogene Erdbeeren**
   - o *Zutaten:*

     - Frische Erdbeeren, abgespült und getrocknet
     - Dunkle Schokoladenstückchen

   - o *Anweisungen:*

     - Ein Backblech mit Backpapier auslegen.
     - In einer mikrowellengeeigneten Schüssel dunkle Schokoladenstückchen in 30-Sekunden-Intervallen schmelzen und zwischendurch umrühren, bis eine glatte Masse entsteht.
     - Tauchen Sie jede Erdbeere in die geschmolzene Schokolade, sodass etwa die Hälfte der Erdbeere bedeckt ist.
     - Legen Sie mit Schokolade überzogene Erdbeeren auf das vorbereitete Backblech.
     - 15–20 Minuten in den Kühlschrank stellen, oder bis die Schokolade fest ist.

- Servieren Sie mit dunkler Schokolade überzogene Erdbeeren als dekadente und zuckerarme Dessertoption.

2. **Kokos-Dattelbällchen**
   - *Zutaten:*

     - 1 Tasse entkernte Datteln
     - 1/2 Tasse Kokosraspeln
     - 1/4 Tasse Mandelmehl
     - 1/4 Tasse gehackte Nüsse (z. B. Pekannüsse oder Cashewnüsse)
     - 1 Esslöffel Kokosöl
     - 1/2 Teelöffel Vanilleextrakt

   - *Anweisungen:*

     - In einer Küchenmaschine entkernte Datteln, Kokosraspeln, Mandelmehl, gehackte Nüsse, Kokosöl und Vanilleextrakt vermischen.
     - Verarbeiten, bis die Mischung zusammenkommt und einen klebrigen Teig bildet.
     - Rollen Sie den Teig zu kleinen Kugeln mit einem Durchmesser von etwa 2,5 cm.
     - Optional: Kokos-Dattelbällchen zum Überziehen zusätzlich in Kokosraspeln wälzen.
     - Kokos-Dattelbällchen vor dem Servieren mindestens 30 Minuten im Kühlschrank lagern.
     - Genießen Sie diese natürlich süßen und sättigenden Leckereien als Nachtisch ohne schlechtes Gewissen.

Gesunde Backrezepte

1. **Bananen-Haferflocken-Kekse**
    o *Zutaten:*
        - 2 reife Bananen, zerdrückt
        - 1 1/2 Tassen Haferflocken
        - 1/4 Tasse Mandelbutter (oder eine beliebige Nuss- oder Samenbutter)
        - 1/4 Tasse dunkle Schokoladenstückchen (optional)
        - 1/4 Teelöffel Zimt
        - 1/4 Teelöffel Vanilleextrakt
    o *Anweisungen:*

        - Backofen auf 350°F (175°C) vorheizen. Ein Backblech mit Backpapier auslegen.
        - In einer Schüssel zerdrückte Bananen, Haferflocken, Mandelbutter, dunkle Schokoladenstückchen (falls verwendet), Zimt und Vanilleextrakt vermischen.
        - Mischen, bis alle Zutaten gut vermischt sind.
        - Geben Sie einen Löffel Keksteig auf das vorbereitete Backblech.
        - Drücken Sie jeden Keks mit der Rückseite eines Löffels flach.
        - Im vorgeheizten Ofen 12–15 Minuten backen oder bis die Kekse goldbraun sind.
        - Lassen Sie es abkühlen, bevor Sie diese weichen und zähen Bananen-Haferkekse genießen.
2. **Süsskartoffelbrownies**
    o *Zutaten:*

        - 1 Tasse Süßkartoffelpüree
        - 1/2 Tasse Mandelbutter (oder eine beliebige Nuss- oder Samenbutter)
        - 1/4 Tasse Ahornsirup

- 1/4 Tasse Kakaopulver
- 1 Teelöffel Vanilleextrakt
- 1/4 Teelöffel Backpulver
- 1/4 Tasse dunkle Schokoladenstückchen (optional)

o *Anweisungen:*

- Backofen auf 350°F (175°C) vorheizen. Eine Auflaufform mit Kokosöl einfetten oder mit Backpapier auslegen.
- In einer Schüssel Süßkartoffelpüree, Mandelbutter, Ahornsirup, Kakaopulver, Vanilleextrakt und Backpulver glatt rühren.
- Nach Belieben dunkle Schokoladenstückchen unterheben.
- Den Brownie-Teig gleichmäßig in der vorbereiteten Auflaufform verteilen.
- Im vorgeheizten Ofen 25–30 Minuten backen, oder bis die Ränder fest sind und ein in die Mitte gesteckter Zahnstocher sauber herauskommt.
- Vor dem Schneiden in Quadrate abkühlen lassen.
- Genießen Sie diese köstlichen und dennoch gesunden Süßkartoffel-Brownies als Leckerbissen ohne schlechtes Gewissen.

2. **Zucchinibrot**

- *Zutaten:*
  o 2 Tassen geriebene Zucchini
  o 2 Tassen Mandelmehl
  o 1/2 Tasse Kokosnusszucker
  o 1/4 Tasse Kokosöl, geschmolzen
  o 2 Eier
  o 1 Teelöffel Vanilleextrakt
  o 1 Teelöffel Zimt
  o 1/2 Teelöffel Backpulver
  o 1/2 Teelöffel Backpulver

- ○ 1/4 Teelöffel Salz
- *Anweisungen:*

1. Backofen auf 350°F (175°C) vorheizen. Eine Kastenform mit Kokosöl einfetten oder mit Backpapier auslegen.
2. In einer großen Schüssel zerkleinerte Zucchini, Mandelmehl, Kokoszucker, geschmolzenes Kokosöl, Eier, Vanilleextrakt, Zimt, Backpulver, Natron und Salz vermischen.
3. Mischen, bis alle Zutaten gut vermischt sind.
4. Den Teig in die vorbereitete Kastenform füllen und gleichmäßig verteilen.
5. Im vorgeheizten Ofen 50–60 Minuten backen oder bis ein in die Mitte gesteckter Zahnstocher sauber herauskommt.
6. Lassen Sie das Zucchinibrot 10 Minuten in der Pfanne abkühlen und geben Sie es dann zum vollständigen Abkühlen auf einen Rost.
7. Schneiden Sie dieses saftige und aromatische Zucchinibrot in Scheiben und genießen Sie es als gesunde Nachspeise oder Snack-Option.

4. **Haferbrei-Rosinen-Kekse**
   - ○ *Zutaten:*

1. 1 Tasse Haferflocken
2. 3/4 Tasse Vollkornmehl
3. 1/2 Teelöffel Backpulver
4. 1/2 Teelöffel gemahlener Zimt
5. 1/4 Teelöffel Salz
6. 1/4 Tasse Kokosöl, geschmolzen
7. 1/4 Tasse Ahornsirup
8. 1/4 Tasse ungesüßtes Apfelmus
9. 1/2 Tasse Rosinen

- ○ *Anweisungen:*

1. Backofen auf 350°F (175°C) vorheizen. Ein Backblech mit Backpapier auslegen.
2. In einer großen Schüssel Haferflocken, Vollkornmehl, Backpulver, Zimt und Salz vermischen.
3. In einer separaten Schüssel geschmolzenes Kokosöl, Ahornsirup und ungesüßtes Apfelmus verrühren.
4. Gießen Sie die feuchten Zutaten zu den trockenen Zutaten und vermischen Sie alles, bis alles gut vermischt ist.
5. Rosinen unterheben.
6. Geben Sie einen Löffel Keksteig auf das vorbereitete Backblech.
7. Drücken Sie jeden Keks mit der Rückseite eines Löffels flach.
8. Im vorgeheizten Ofen 10–12 Minuten backen oder bis die Kekse goldbraun sind.
9. 5 Minuten auf dem Backblech abkühlen lassen, dann zum vollständigen Abkühlen auf einen Rost legen.
10. Genießen Sie diese gesunden Haferflocken-Rosinen-Kekse als sättigendes Dessert oder Snack.

4. **Avocado-Schokoladenmousse**
   o *Zutaten:*

   1. 2 reife Avocados
   2. 1/4 Tasse Kakaopulver
   3. 1/4 Tasse Ahornsirup oder Honig
   4. 1 Teelöffel Vanilleextrakt
   5. Prise Salz

   o *Anweisungen:*

   1. Das Fruchtfleisch der reifen Avocados in eine Küchenmaschine geben.

2. Fügen Sie Kakaopulver, Ahornsirup oder Honig, Vanilleextrakt und eine Prise Salz hinzu.
3. Pürieren Sie alles, bis es glatt und cremig ist, und kratzen Sie dabei nach Bedarf an den Seiten der Küchenmaschine ab.
4. Die Avocado-Schokoladenmousse auf Servierteller verteilen.
5. Vor dem Servieren mindestens 30 Minuten im Kühlschrank lagern.
6. Nach Belieben mit frischen Beeren oder geraspelter Schokolade garnieren.
7. Genießen Sie dieses reichhaltige und köstliche Avocado-Schokoladenmousse als gesündere Alternative zu traditionellen Schokoladendesserts.

Befriedigende süße Leckereien

Der Genuss süßer Leckereien während der Behandlung der Parkinson-Krankheit kann sowohl angenehm als auch gesundheitsbewusst sein. Der Schwerpunkt dieser Rezepte liegt auf der Verwendung gesunder Zutaten, um sättigende Desserts zu kreieren, die Ihre Ernährungsziele unterstützen.

1. **Beeren-Chia-Marmeladenriegel**
   - **Zutaten:**
     - 1 Tasse Mandelmehl
     - 1 Tasse Haferflocken
     - 1/2 Tasse Kokosöl, geschmolzen
     - 1/4 Tasse Honig oder Ahornsirup
     - 1 Tasse gemischte Beeren (Erdbeeren, Blaubeeren, Himbeeren)
     - 2 Esslöffel Chiasamen

- o **Anweisungen:**

  - Den Ofen auf 175 °C (350 °F) vorheizen und eine Auflaufform mit Backpapier auslegen.
  - In einem kleinen Topf die gemischten Beeren bei mittlerer Hitze kochen, bis sie zerfallen und sirupartig werden. Chiasamen einrühren und 10 Minuten ruhen lassen, damit sie eindicken.
  - In einer Schüssel Mandelmehl, Haferflocken, Kokosöl und Honig/Ahornsirup vermischen. Mischen, bis ein krümeliger Teig entsteht.
  - Die Hälfte des Teigs auf den Boden der Auflaufform drücken, sodass eine Kruste entsteht.
  - Die Beeren-Chia-Marmelade auf dem Boden verteilen.
  - Den restlichen Teig darüberstreuen und leicht andrücken.
  - 20–25 Minuten backen oder bis die Oberfläche goldbraun ist.
  - Vor dem Schneiden in Riegel abkühlen lassen.

2. **Griechischer Joghurt perfekt**
   - o **Zutaten:**

     - 2 Tassen griechischer Joghurt
     - 1/2 Tasse Müsli
     - 1 Tasse gemischte Beeren (Blaubeeren, Himbeeren, Erdbeeren)
     - 2 Esslöffel Honig oder Agavensirup
     - 1 Teelöffel Vanilleextrakt

   - o **Anweisungen:**

     - In einer kleinen Schüssel griechischen Joghurt mit Honig/Agavensirup und Vanilleextrakt vermischen.

- In Serviergläsern oder Schüsseln griechischen Joghurt, Müsli und gemischte Beeren schichten.
- Wiederholen Sie die Schichten, bis die Zutaten aufgebraucht sind.
- Sofort servieren oder bis zum Verzehr im Kühlschrank aufbewahren.

2. **Kürbisgewürz-Energiehäppchen**
   - o **Zutaten:**

     - 1 Tasse Haferflocken
     - 1/2 Tasse Kürbispüree
     - 1/4 Tasse Mandelbutter
     - 1/4 Tasse Honig oder Ahornsirup
     - 1 Teelöffel Kürbiskuchengewürz
     - 1/4 Tasse dunkle Schokoladenstückchen oder getrocknete Preiselbeeren

   - o **Anweisungen:**

     - In einer großen Schüssel alle Zutaten vermischen und gut verrühren, bis eine gleichmäßige Masse entsteht.
     - Rollen Sie die Mischung mit Ihren Händen zu kleinen Kugeln (ca. 2,5 cm Durchmesser).
     - Legen Sie die Energy Bites auf ein mit Backpapier ausgelegtes Backblech.
     - Zum Festwerden mindestens 30 Minuten in den Kühlschrank stellen.
     - In einem luftdichten Behälter im Kühlschrank bis zu einer Woche aufbewahren.

2. **Mango-Kokos-Sorbet**
   - o **Zutaten:**

     - 3 Tassen gefrorene Mangostücke
     - 1 Tasse Kokosmilch
     - 2 Esslöffel Honig oder Agavensirup

- 1 Teelöffel Limettensaft
  - o **Anweisungen:**

    - In einem Mixer oder einer Küchenmaschine gefrorene Mango, Kokosmilch, Honig/Agavensirup und Limettensaft vermischen.
    - Mixen, bis eine glatte und cremige Masse entsteht.
    - Geben Sie die Mischung in einen Behälter und frieren Sie sie 2–3 Stunden lang ein, bis sie fest ist.
    - Auslöffeln und servieren, auf Wunsch mit frischer Minze oder Kokosraspeln garniert.

2. **Mandelbutter-Schokoladenbecher**
   - o **Zutaten:**

     - 1 Tasse dunkle Schokoladenstückchen
     - 1/2 Tasse Mandelbutter
     - 2 Esslöffel Kokosöl
     - 1 Esslöffel Honig oder Ahornsirup
     - Meersalz zum Bestreuen

   - o **Anweisungen:**

     - Eine Muffinform mit Papierförmchen auslegen.
     - Die Hälfte der Schokoladenstückchen mit 1 Esslöffel Kokosöl in einer mikrowellengeeigneten Schüssel in 30-Sekunden-Intervallen schmelzen und glatt rühren.
     - Verteilen Sie die geschmolzene Schokolade auf die Muffinförmchen und füllen Sie sie jeweils zu etwa 1/4. Zum Festwerden 10 Minuten einfrieren.
     - In einer kleinen Schüssel Mandelbutter mit Honig/Ahornsirup und dem restlichen Kokosöl glatt rühren.
     - Geben Sie einen Löffel der Mandelbuttermischung über die fest gewordene Schokolade in jedem Liner.

- Die restlichen Schokoladenstückchen schmelzen und jede Mandelbutterschicht damit bedecken.
- Streuen Sie Meersalz darüber und lassen Sie es weitere 10 Minuten einfrieren, bis es fest ist.
- Bis zum Servieren im Kühlschrank aufbewahren.

Diese sättigenden süßen Leckereien bieten eine köstliche Möglichkeit, Desserts zu genießen und unterstützen gleichzeitig eine gesundheitsbewusste Ernährung, die auf die Behandlung der Parkinson-Krankheit zugeschnitten ist. Jedes Rezept ist darauf ausgelegt, ernährungsphysiologische Vorteile zu bieten, ohne Kompromisse bei Geschmack und Genuss einzugehen.

Diese gesunden Backrezepte bieten köstliche Möglichkeiten, Ihre Naschkatzen zu befriedigen, ohne Kompromisse bei der Ernährung einzugehen. Experimentieren Sie mit verschiedenen Zutaten und Geschmacksrichtungen, um diese Leckereien Ihren Wünschen anzupassen.

TEIL IV

12. Bewegung und körperliche Aktivität

Bewegung spielt eine entscheidende Rolle bei der Bewältigung der Symptome der Parkinson-Krankheit und der Förderung des allgemeinen Wohlbefindens. In diesem Abschnitt werden die Vorteile von Bewegung für Parkinson-Patienten, sichere und effektive Trainingsroutinen sowie Tipps zum Aktivbleiben untersucht.

Vorteile von Bewegung für Parkinson-Patienten

Regelmäßige Bewegung bietet zahlreiche Vorteile für Menschen mit Parkinson-Krankheit:

1. **Verbesserte Mobilität:** Bewegung trägt dazu bei, Flexibilität, Gleichgewicht und Koordination aufrechtzuerhalten, das Sturzrisiko zu verringern und die Mobilität zu verbessern. Beispiele beinhalten:
    - **Gehen:** Tägliche Spaziergänge im Freien oder auf dem Laufband können die Herz-Kreislauf-Gesundheit verbessern und die Beinmuskulatur stärken.
    - **Radfahren:** Das Fahren auf einem Ergometer oder Outdoor-Fahrrad kann die Kraft und Koordination der Beine verbessern und gleichzeitig ein schonendes Herz-Kreislauf-Training ermöglichen.
    - **Tanzen:** Die Teilnahme an Tanzkursen oder das Tanzen zu Hause kann das Gleichgewicht, die Flexibilität und die Stimmung verbessern und gleichzeitig angenehme körperliche Aktivität ausüben.

2. **Verbesserte Stimmung:** Durch körperliche Aktivität werden Endorphine freigesetzt, die die Symptome von Depressionen und Angstzuständen lindern können, die häufig mit der Parkinson-Krankheit einhergehen. Beispiele beinhalten:
   - **Yoga:** Durch sanftes Dehnen und achtsame Bewegung kann Yoga Stress reduzieren, die Stimmung verbessern und die Flexibilität erhöhen.
   - **Tai Chi:** Die Teilnahme an Tai-Chi-Übungen fördert Entspannung, geistige Konzentration und Ausgeglichenheit und trägt zu einem Gefühl des Wohlbefindens bei.
3. **Verlangsamter Krankheitsverlauf:** Einige Studien deuten darauf hin, dass Bewegung eine neuroprotektive Wirkung haben und möglicherweise das Fortschreiten der Parkinson-Krankheit verlangsamen kann. Beispiele beinhalten:
   - **Krafttraining:** Das Einbeziehen von Widerstandsübungen mit Gewichten, Widerstandsbändern oder dem Körpergewicht kann dazu beitragen, die Muskelkraft zu erhalten und den Muskelabbau zu verlangsamen.
   - **Hochintensives Intervalltraining (HIIT):** Kurze, intensive Trainingseinheiten, gefolgt von kurzen Ruhephasen, können die kardiovaskuläre Fitness und die Neuroplastizität verbessern.
4. **Erhöhte Stärke:** Krafttrainingsübungen können zum Aufbau und Erhalt der Muskelkraft beitragen und erleichtern so die Bewältigung alltäglicher Aufgaben. Beispiele beinhalten:
   - **Körpergewichtsübungen:** Durch Kniebeugen, Ausfallschritte, Liegestütze und Planks können wichtige Muskelgruppen gestärkt werden, ohne dass dafür Geräte erforderlich sind.
   - **Widerstandsbänder:** Die Verwendung von Widerstandsbändern für Übungen wie Bizepscurls, Seitheben und Beinstrecken kann zu einem effektiven Krafttraining zu Hause oder im Fitnessstudio führen.

5. **Bessere Lebensqualität:** Regelmäßige Bewegung kann die allgemeine Lebensqualität verbessern, indem sie Unabhängigkeit, Selbstvertrauen und Wohlbefinden fördert. Beispiele beinhalten:
   - **Gruppenfitnesskurse:** Die Teilnahme an Gruppenübungen, die auf Parkinson-Patienten zugeschnitten sind, wie zum Beispiel Parkinson-spezifisches Boxen oder Zirkeltraining, kann soziale Unterstützung und Motivation bieten.
   - **Outdoor-Aktivitäten:** Die Teilnahme an Freizeitaktivitäten im Freien wie Wandern, Gartenarbeit oder Schwimmen kann die körperliche Fitness fördern und gleichzeitig die Natur und die frische Luft genießen.

Sichere und effektive Trainingsroutinen

Bei der Gestaltung eines Trainingsprogramms für Parkinson-Patienten ist es wichtig, sich auf Aktivitäten zu konzentrieren, die auf spezifische Symptome eingehen und auf individuelle Bedürfnisse eingehen. Hier sind einige sichere und effektive Übungsmöglichkeiten:

1. **Herzkreislaufübung:** Aktivitäten wie Wandern, Radfahren, Schwimmen und Tanzen können die Herz-Kreislauf-Gesundheit, Ausdauer und Ausdauer verbessern.
2. **Krafttraining:** Integrieren Sie Übungen mit Widerstandsbändern, freien Gewichten oder Körpergewichten, um die Muskeln zu stärken und die funktionellen Fähigkeiten zu verbessern.
3. **Gleichgewichts- und Flexibilitätsübungen:** Übungen wie Yoga, Tai Chi und Pilates können das Gleichgewicht, die Flexibilität und die Körperhaltung verbessern und das Sturzrisiko verringern.
4. **Funktionelles Bewegungstraining:** Konzentrieren Sie sich auf Übungen, die alltägliche Bewegungen nachahmen, wie z. B. Strecken, Beugen und Treten, um die funktionelle Mobilität zu verbessern.

5. **Intervall-Training:** Wechseln Sie zwischen Trainingseinheiten mit höherer und niedrigerer Intensität, um das Herz-Kreislauf-System zu fordern und die allgemeine Fitness zu verbessern.

Tipps, um aktiv zu bleiben

Motiviert zu bleiben und regelmäßig Sport zu treiben, kann eine Herausforderung sein, aber die folgenden Tipps können dabei helfen, einen aktiven Lebensstil aufrechtzuerhalten:

1. **Setzen Sie sich realistische Ziele:** Legen Sie erreichbare Trainingsziele fest, die Ihren Fähigkeiten und Interessen entsprechen, und verfolgen Sie Ihre Fortschritte, um motiviert zu bleiben.
2. **Finden Sie unterhaltsame Aktivitäten:** Wählen Sie Übungen, die Ihnen Spaß machen und auf die Sie sich freuen, sei es ein Spaziergang in der Natur, Tanzen zu Musik oder die Teilnahme an Gruppenfitnesskursen.
3. **Bleiben Sie konsequent:** Planen Sie regelmäßige Trainingseinheiten in Ihre wöchentliche Routine ein und priorisieren Sie körperliche Aktivität als Teil Ihrer Selbstfürsorge.
4. **Hören Sie auf Ihren Körper:** Achten Sie darauf, wie Ihr Körper auf das Training reagiert, und passen Sie die Intensität oder Dauer nach Bedarf an, um Überanstrengung oder Verletzungen vorzubeugen.
5. **Unterstützung suchen:** Holen Sie sich die Unterstützung von Freunden, Familienmitgliedern oder einem zertifizierten Fitnessprofi, der Sie ermutigen, Verantwortung übernehmen und Sie bei sicheren Trainingspraktiken beraten kann.

Indem Sie regelmäßige Bewegung in Ihre Routine integrieren und einen ganzheitlichen Wellness-Ansatz verfolgen, können Sie Ihr körperliches und geistiges Wohlbefinden verbessern und gleichzeitig die Symptome der Parkinson-Krankheit wirksam behandeln.

13. Stressbewältigung und psychische Gesundheit

Der Umgang mit Stress und die Priorisierung der psychischen Gesundheit sind wesentliche Bestandteile des allgemeinen Wohlbefindens, insbesondere für Menschen mit Parkinson-Krankheit. In diesem Abschnitt werden verschiedene Techniken zum Stressabbau, Achtsamkeits- und Meditationspraktiken sowie Möglichkeiten zur Unterstützung der psychischen Gesundheit untersucht.

Techniken zur Stressreduzierung

Das Leben mit der Parkinson-Krankheit kann eine Herausforderung sein, und Techniken zur Stressbewältigung können dabei helfen, die Symptome zu lindern und die Lebensqualität zu verbessern. Hier sind einige wirksame Strategien zur Stressreduzierung:

1. **Übungen zur tiefen Atmung:** Üben Sie tiefe Atemtechniken, um das Nervensystem zu beruhigen und Stress abzubauen. Atmen Sie tief durch die Nase ein, halten Sie den Atem einige Sekunden lang an und atmen Sie dann langsam durch den Mund aus.
2. **Progressive Muskelentspannung:** Spannen und entspannen Sie verschiedene Muskelgruppen in Ihrem Körper, um Verspannungen zu lösen und die Entspannung zu fördern. Beginnen Sie mit den Zehen und arbeiten Sie sich bis zum Kopf vor, wobei Sie sich auf jede Muskelgruppe einzeln konzentrieren.
3. **Achtsame Bewegung:** Machen Sie sanfte Übungen wie Yoga, Tai Chi oder Qigong, die achtsame Bewegung und Atemwahrnehmung beinhalten. Diese Übungen können dazu beitragen, Stress abzubauen und gleichzeitig Flexibilität, Gleichgewicht und geistige Klarheit zu verbessern.
4. **Naturtherapie:** Verbringen Sie Zeit draußen in der Natur, sei es bei einem Spaziergang im Park, bei der Gartenarbeit oder einfach beim Sitzen in der Natur. Die Verbindung mit der Natur kann eine beruhigende Wirkung auf den Geist haben und Stress reduzieren.

5. **Tagebuch schreiben:** Führen Sie ein Tagebuch, um Ihre Gedanken, Gefühle und Erfahrungen auszudrücken. Schreiben kann ein therapeutisches Mittel sein, um Emotionen zu verarbeiten und eine Perspektive auf herausfordernde Situationen zu gewinnen.

6. **Sozialhilfe:** Bitten Sie Freunde, Familienmitglieder, Selbsthilfegruppen oder Fachkräfte für psychische Gesundheit um Unterstützung. Das Teilen Ihrer Erfahrungen und Gefühle mit anderen, die es verstehen, kann Trost und Bestätigung geben.

Achtsamkeits- und Meditationspraktiken

Achtsamkeits- und Meditationspraktiken sind wirksame Instrumente zur Stressreduzierung, zur Stärkung des Selbstbewusstseins und zur Förderung des geistigen Wohlbefindens. Hier sind einige Achtsamkeitstechniken, die Sie ausprobieren sollten:

1. **Bodyscan-Meditation:** Legen Sie sich in eine bequeme Position und richten Sie Ihre Aufmerksamkeit auf jeden Teil Ihres Körpers, angefangen bei den Zehen bis hin zum Kopf. Nehmen Sie alle Empfindungen, Spannungen oder Bereiche wahr, in denen Sie sich unwohl fühlen, und lassen Sie sie mit jedem Atemzug milder werden und sich entspannen.

2. **Achtsames Gehen:** Machen Sie einen langsamen, bewussten Spaziergang und achten Sie dabei auf jeden Schritt, auf das Gefühl, dass Ihre Füße den Boden berühren, und auf die Bewegung Ihres Körpers. Nehmen Sie die Anblicke, Geräusche und Gerüche um Sie herum wahr, ohne zu urteilen.

3. **Atembewusstsein:** Setzen Sie sich bequem hin und richten Sie Ihre Aufmerksamkeit auf Ihren Atem. Beachten Sie den natürlichen Rhythmus Ihrer Atmung, das Heben und Senken Ihrer Brust oder Ihres Bauches und das Gefühl, dass Luft in Ihre Nasenlöcher ein- und ausströmt. Wann immer Ihre Gedanken abschweifen, konzentrieren Sie sich sanft wieder auf Ihren Atem.

4. **Meditation der liebenden Güte:** Kultivieren Sie Gefühle des Mitgefühls und der Freundlichkeit sich selbst und anderen

gegenüber, indem Sie im Stillen Sätze wie „Möge ich glücklich sein, möge ich gesund sein, möge ich in Frieden sein" wiederholen. Erweitern Sie diese Wünsche an Ihre Lieben, Bekannten und alle Lebewesen.

5. **Geführte Bilder:** Schließen Sie die Augen und stellen Sie sich eine friedliche und ruhige Umgebung vor, zum Beispiel an einem Strand, im Wald oder auf einem Berggipfel. Beanspruchen Sie alle Sinne, um sich die Szene lebendig vorzustellen, und gönnen Sie sich, sich zu entspannen und Spannungen loszulassen.

Unterstützung der psychischen Gesundheit

Für Menschen mit Parkinson-Krankheit ist es von entscheidender Bedeutung, der psychischen Gesundheit Priorität einzuräumen. Hier sind einige Möglichkeiten, das geistige Wohlbefinden zu unterstützen:

1. **Behalten Sie einen gesunden Lebensstil bei:** Ernähren Sie sich ausgewogen, treiben Sie regelmäßig Sport, schlafen Sie ausreichend und vermeiden Sie übermäßigen Alkoholkonsum und Rauchen. Diese Lebensstilfaktoren können sich auf die Stimmung, das Energieniveau und die allgemeine psychische Gesundheit auswirken.

2. **In Verbindung bleiben:** Pflegen Sie soziale Kontakte zu Freunden, Familienmitgliedern und Selbsthilfegruppen. Teilen Sie Ihre Erfahrungen, Sorgen und Erfolge mit anderen, die Verständnis haben und Ihnen Mut machen.

3. **Suchen Sie professionelle Unterstützung:** Wenn Sie mit Stress, Angstzuständen, Depressionen oder anderen psychischen Problemen zu kämpfen haben, zögern Sie nicht, Hilfe von einem qualifizierten Psychologen zu suchen. Therapie, Beratung und Medikamente können wertvolle Ressourcen zur Symptombehandlung und Verbesserung des Wohlbefindens sein.

4. **Übe Selbstmitgefühl:** Seien Sie freundlich und mitfühlend zu sich selbst, besonders in schwierigen Zeiten. Behandeln Sie sich selbst mit dem gleichen Verständnis und Einfühlungsvermögen, das Sie

einem Freund entgegenbringen würden, der vor ähnlichen Herausforderungen steht.

5. **Nehmen Sie an Aktivitäten teil, die Ihnen Spaß machen:** Nehmen Sie sich Zeit für Hobbys, Interessen und Aktivitäten, die Ihnen Freude und Erfüllung bringen. Ob Lesen, Malen, Musik hören oder Zeit in der Natur verbringen – angenehme Aktivitäten können die Stimmung heben und Stress reduzieren.

Indem Sie Stressbewältigungstechniken, Achtsamkeitsübungen und Strategien zur Unterstützung der psychischen Gesundheit in Ihren Alltag integrieren, können Sie Ihre Belastbarkeit fördern, Ihre Bewältigungsfähigkeiten verbessern und Ihre allgemeine Lebensqualität verbessern, während Sie mit der Parkinson-Krankheit leben.

14. Schlaf und Ruhe

Die Gewährleistung von ausreichend Schlaf und Ruhe ist für die Aufrechterhaltung der allgemeinen Gesundheit und des Wohlbefindens von entscheidender Bedeutung, insbesondere für Menschen, die an der Parkinson-Krankheit leiden. In diesem Abschnitt wird die Bedeutung des Schlafs für die Gesundheit des Gehirns hervorgehoben, Tipps zur Verbesserung der Schlafqualität gegeben und die Schaffung einer erholsamen Schlafumgebung besprochen.

Bedeutung des Schlafes für die Gesundheit des Gehirns

Guter Schlaf ist für verschiedene kognitive Funktionen, das emotionale Wohlbefinden und die allgemeine Gesundheit des Gehirns unerlässlich. Für Menschen mit Parkinson-Krankheit spielt ausreichend Schlaf eine entscheidende Rolle bei der Bewältigung der Symptome und der Optimierung der täglichen Leistungsfähigkeit. Hier sind einige Hauptgründe, warum Schlaf für die Gesundheit des Gehirns wichtig ist:

1. **Speicherkonsolidierung:** Während des Schlafs verarbeitet und konsolidiert das Gehirn die im Laufe des Tages gesammelten Informationen und verbessert so das Lernen und die Gedächtnisleistung.
2. **Gehirnwiederherstellung:** Schlaf ermöglicht es dem Gehirn, Zellen zu reparieren und zu regenerieren, wodurch das Nervenwachstum und die Plastizität gefördert werden, die für die kognitive Funktion und geistige Klarheit unerlässlich sind.
3. **Emotionale Regulierung:** Ausreichender Schlaf ist für die Regulierung von Emotionen und die Stimmungsstabilität unerlässlich. Schlafmangel kann zu erhöhter Reizbarkeit, Angstzuständen und depressiven Symptomen führen.
4. **Motor Funktion:** Guter Schlaf unterstützt eine optimale motorische Funktion und Koordination, was dazu beitragen kann, Symptome wie Zittern, Steifheit und Bradykinesie im Zusammenhang mit der Parkinson-Krankheit zu lindern.
5. **Immunfunktion:** Schlaf spielt eine entscheidende Rolle bei der Regulierung des Immunsystems, der Förderung der Immunantwort und der Abwehr von Infektionen und Entzündungen, die sich auf die allgemeine Gesundheit und das Fortschreiten der Krankheit auswirken können.

Tipps zur Verbesserung der Schlafqualität

Die Verbesserung der Schlafqualität ist für Menschen mit Parkinson-Krankheit von entscheidender Bedeutung, um die Symptome effektiv zu bewältigen und das allgemeine Wohlbefinden zu verbessern. Hier sind einige Tipps für besseren Schlaf:

1. **Erstellen Sie einen konsistenten Schlafplan:** Gehen Sie jeden Tag, auch am Wochenende, zur gleichen Zeit ins Bett und stehen Sie auf, um die innere Uhr Ihres Körpers zu regulieren und einen gesunden Schlaf-Wach-Rhythmus zu fördern.
2. **Erstellen Sie eine entspannende Schlafenszeitroutine:** Entwickeln Sie eine beruhigende Schlafenszeitroutine, um Ihrem

Körper zu signalisieren, dass es Zeit zum Entspannen ist. Aktivitäten wie Lesen, sanfte Dehnübungen, beruhigende Musik hören oder ein warmes Bad können zur Entspannung beitragen und Sie auf den Schlaf vorbereiten.

3. **Begrenzen Sie die Bildschirmzeit vor dem Schlafengehen:** Vermeiden Sie elektronische Geräte wie Smartphones, Tablets und Computer mindestens eine Stunde vor dem Schlafengehen, da das von Bildschirmen ausgestrahlte blaue Licht die Melatoninproduktion stören und die Schlafqualität beeinträchtigen kann.

4. **Schlafumgebung optimieren:** Gestalten Sie Ihr Schlafzimmer schlaffördernd, indem Sie es dunkel, ruhig und kühl halten. Verwenden Sie Verdunklungsvorhänge, Geräuschgeräte oder Ohrstöpsel, um störende Geräusche oder Lichtquellen auszublenden.

5. **Begrenzen Sie Stimulanzien und Alkohol:** Vermeiden Sie den Konsum von Koffein und Alkohol kurz vor dem Schlafengehen, da diese die Schlafqualität beeinträchtigen und den Schlafzyklus stören können.

6. **Symptome verwalten:** Behandeln Sie alle Symptome der Parkinson-Krankheit, die den Schlaf stören können, wie z. B. Zittern, Steifheit oder Harndrang. Arbeiten Sie mit Ihrem Arzt zusammen, um einen Managementplan zu entwickeln, der die Auswirkungen der Symptome auf den Schlaf minimiert.

Eine erholsame Schlafumgebung schaffen

Die Schaffung einer erholsamen Schlafumgebung ist für die Förderung eines guten Schlafs und die Optimierung der erholsamen Ruhe von entscheidender Bedeutung. Hier sind einige Strategien zur Schaffung einer idealen Schlafumgebung:

1. **Investieren Sie in eine bequeme Matratze und Bettwäsche:** Wählen Sie eine Matratze und ein Bettzeug, die ausreichend Halt und Komfort bieten, um einen erholsamen Schlaf zu fördern.

Berücksichtigen Sie Faktoren wie Matratzenhärte, Kissenunterstützung und atmungsaktive Stoffe, um eine gemütliche Schlafumgebung zu schaffen.

2. **Lichteinwirkung minimieren:** Verwenden Sie Verdunklungsvorhänge oder Rollos, um externe Lichtquellen auszublenden, die den Schlaf stören können. Erwägen Sie die Verwendung einer Schlafmaske, wenn Sie nicht alle Lichtquellen in Ihrem Schlafzimmer ausschalten können.

3. **Lärmbelästigungen reduzieren:** Verwenden Sie Ohrstöpsel oder ein Gerät für weißes Rauschen, um störende Geräusche wie Verkehrslärm, Schnarchen oder Haushaltsgeräusche auszublenden, die den Schlaf beeinträchtigen könnten.

4. **Sorgen Sie für eine angenehme Temperatur:** Halten Sie Ihr Schlafzimmer kühl und komfortabel, da die Temperatur die Schlafqualität beeinträchtigen kann. Experimentieren Sie mit Raumtemperatureinstellungen und Bettoptionen, um die optimale Schlafumgebung für Sie zu finden.

5. **Räumen Sie Ihr Schlafzimmer auf:** Halten Sie Ihr Schlafzimmer frei von Unordnung und Ablenkungen, um Entspannung und Ruhe zu fördern. Entfernen Sie elektronische Geräte, arbeitsbezogene Materialien und andere Reize, die Stress oder Angst verursachen können, vor dem Schlafengehen.

Durch die Priorisierung des Schlafs und die Umsetzung von Strategien zur Verbesserung der Schlafqualität und Schaffung einer erholsamen Schlafumgebung können Menschen mit Parkinson-Krankheit ihre allgemeine Gesundheit, ihr Wohlbefinden und ihre Lebensqualität verbessern. Es ist wichtig, mit Gesundheitsdienstleistern zusammenzuarbeiten, um alle zugrunde liegenden Schlafstörungen oder Symptome zu behandeln, die sich auf die Schlafqualität auswirken können, und Strategien an die individuellen Bedürfnisse und Vorlieben anzupassen.

15. Soziale Unterstützung und Gemeinschaft

Der Aufbau eines starken Unterstützungsnetzwerks und die Förderung von Verbindungen innerhalb der Parkinson-Gemeinschaft können unschätzbare Ressourcen, Anleitung und emotionale Unterstützung für Menschen mit Parkinson-Krankheit und ihre Betreuer bieten. In diesem Abschnitt wird die Bedeutung der sozialen Unterstützung hervorgehoben, die verfügbaren Ressourcen für Parkinson-Patienten und -Betreuer hervorgehoben und die Vorteile des Beitritts zu Selbsthilfegruppen und Gemeinschaften untersucht.

Aufbau eines Support-Netzwerks

Das Leben mit der Parkinson-Krankheit zu meistern kann eine Herausforderung sein, aber ein unterstützendes Netzwerk aus Freunden, Familie, medizinischem Fachpersonal und Mitpatienten kann einen erheblichen Unterschied machen. Hier sind einige Strategien zum Aufbau eines Support-Netzwerks:

1. **Offen kommunizieren:** Teilen Sie Ihre Erfahrungen, Sorgen und Bedürfnisse mit vertrauenswürdigen Personen in Ihrem Leben. Offene Kommunikation fördert das Verständnis und stärkt Beziehungen.
2. **Informieren Sie Ihre Lieben:** Helfen Sie Ihren Freunden und Familienmitgliedern, die Parkinson-Krankheit zu verstehen, indem Sie Aufklärungsmaterialien bereitstellen, gemeinsam Arzttermine wahrnehmen und ehrliche Gespräche über Ihre Erkrankung führen.
3. **Suchen Sie professionelle Unterstützung:** Wenden Sie sich an Gesundheitsdienstleister, darunter Neurologen, Physiotherapeuten, Ergotherapeuten und Fachkräfte für psychische Gesundheit, die Ihnen Beratung, Behandlungsoptionen und spezielle, auf Ihre Bedürfnisse zugeschnittene Pflege anbieten können.
4. **Vernetzen Sie sich mit anderen Patienten:** Erreichen Sie andere Menschen mit Parkinson-Krankheit über lokale Selbsthilfegruppen, Online-Foren und Community-Veranstaltungen. Der Austausch

von Erfahrungen und Tipps mit anderen, die etwas verstehen, kann Bestätigung, Ermutigung und praktische Ratschläge sein.

5. **Betreuer einbeziehen:** Wenn Sie Betreuer oder Familienangehörige haben, die Sie unterstützen, beziehen Sie diese in Ihren Pflegeplan ein und bieten Sie ihnen die Möglichkeit, auf Ressourcen, Kurzzeitpflege und Unterstützungsdienste zuzugreifen, um Burnout vorzubeugen und ihr Wohlbefinden zu fördern.

Ressourcen für Parkinson-Patienten und Pflegekräfte

Zur Unterstützung von Parkinson-Patienten und ihren Betreuern stehen zahlreiche Ressourcen zur Verfügung. Diese Ressourcen bieten Informationen, Bildung, Interessenvertretung und praktische Hilfe. Zu den wichtigsten Ressourcen gehören:

1. **Parkinson-Stiftung (PDF):** PDF bietet eine breite Palette an Lehrmaterialien, Webinaren, Selbsthilfegruppen und Ressourcen für Patienten, Pflegekräfte und medizinisches Fachpersonal.
2. **Michael J. Fox Stiftung für Parkinson-Forschung:** Die Michael J. Fox Foundation finanziert Forschung, stellt Bildungsressourcen bereit und setzt sich für Richtlinien ein, die Parkinson-Patienten und ihren Familien zugute kommen.
3. **Nationale Parkinson-Stiftung (NPF):** NPF bietet Bildungsprogramme, Selbsthilfegruppen und Gemeinschaftsveranstaltungen für Parkinson-Patienten und -Betreuer sowie Ressourcen für medizinisches Fachpersonal.
4. **Davis-Phinney-Stiftung:** Die Davis Phinney Foundation stellt Ressourcen, Tools und Programme zur Verfügung, die sich auf ein gutes Leben mit der Parkinson-Krankheit konzentrieren, darunter Aufklärungsmaterialien, Übungsprogramme und Gemeinschaftsveranstaltungen.
5. **Lokale Selbsthilfegruppen:** In vielen Gemeinden gibt es örtliche Parkinson-Selbsthilfegruppen, die Treffen, Aufklärungsveranstaltungen und gesellschaftliche Veranstaltungen

für Patienten und Betreuer anbieten. Wenden Sie sich an Ihr örtliches Krankenhaus, Ihre Parkinson-Klinik oder Ihre Interessenvertretung, um Selbsthilfegruppen in Ihrer Nähe zu finden.

Beitritt zu Selbsthilfegruppen und Communities

Der Beitritt zu Selbsthilfegruppen und Gemeinschaften kann Menschen mit Parkinson-Krankheit und ihren Betreuern ein Gefühl der Zugehörigkeit, Bestätigung und Stärkung vermitteln. Zu den Vorteilen der Teilnahme an Selbsthilfegruppen gehören:

1. **Gemeinsames Verständnis:** Der Kontakt zu anderen, die ähnliche Erfahrungen machen, kann Bestätigung, Empathie und Verständnis vermitteln und das Gefühl der Isolation und Einsamkeit verringern.
2. **Praktische Ratschläge:** Selbsthilfegruppen bieten die Möglichkeit, Tipps, Strategien und Ressourcen zum Umgang mit Symptomen, zur Navigation in Gesundheitssystemen und zum Zugang zu gemeinnützigen Diensten auszutauschen.
3. **Emotionale Unterstützung:** Das Teilen von Sorgen, Ängsten und Erfolgen in einem unterstützenden Umfeld kann Stress, Ängste und Depressionen lindern und das emotionale Wohlbefinden und die Belastbarkeit fördern.
4. **Bildung und Empowerment:** Selbsthilfegruppen bieten häufig pädagogische Präsentationen, Gastredner und Workshops zu Themen an, die für die Parkinson-Krankheit relevant sind, und vermitteln den Teilnehmern Wissen und Fähigkeiten zur Interessenvertretung.
5. **Soziale Verbindung:** Die Teilnahme an Selbsthilfegruppen fördert soziale Kontakte und Freundschaften und bietet Möglichkeiten für Kameradschaft, Erholung und gegenseitige Unterstützung außerhalb formeller Treffen.

Durch den aktiven Aufbau eines Unterstützungsnetzwerks, den Zugriff auf verfügbare Ressourcen und die Zusammenarbeit mit Selbsthilfegruppen und Gemeinschaften können Menschen mit Parkinson-Krankheit und ihre Betreuer ihre Lebensqualität verbessern, ihre Bewältigungsstrategien verbessern und die Herausforderungen der Parkinson-Krankheit mit Belastbarkeit und Hoffnung meistern.

TEIL V

16. Nahrungsergänzungsmittel und alternative Therapien

Die Erforschung von Nahrungsergänzungsmitteln und alternativen Therapien kann ein ergänzender Ansatz zur Behandlung der Symptome der Parkinson-Krankheit und zur Förderung des allgemeinen Wohlbefindens sein. Dieser Abschnitt bietet einen Überblick über gängige Nahrungsergänzungsmittel, Hinweise zur Bewertung alternativer Therapien und die Bedeutung der Beratung mit Gesundheitsdienstleistern.

Übersicht über gängige Nahrungsergänzungsmittel

Während die Wirksamkeit von Nahrungsergänzungsmitteln bei der Parkinson-Krankheit noch erforscht wird, finden manche Menschen, dass bestimmte Nahrungsergänzungsmittel bei der Linderung der Symptome oder der Unterstützung der allgemeinen Gesundheit hilfreich sind. Zu den üblichen Nahrungsergänzungsmitteln, die Menschen mit Parkinson-Krankheit verwenden, gehören:

1. **Coenzym Q10 (CoQ10):** CoQ10 ist ein Antioxidans, das eine Rolle bei der zellulären Energieproduktion spielt. Einige Studien deuten darauf hin, dass eine CoQ10-Supplementierung neuroprotektive Wirkungen haben und die motorischen Symptome bei Parkinson-Patienten verbessern könnte.
2. **Vitamin B6 (Pyridoxin):** Vitamin B6 ist an der Neurotransmittersynthese beteiligt und kann bei Parkinson-Patienten zur Linderung von Symptomen wie Depressionen und Müdigkeit beitragen. Allerdings kann eine übermäßige Zufuhr von Vitamin B6 zu Neuropathie führen, daher ist es wichtig, die Dosierung zu überwachen.

3. **Vitamin-D:** Vitamin-D-Mangel kommt bei Menschen mit Parkinson-Krankheit häufig vor und kann zu Knochengesundheitsproblemen und kognitiven Beeinträchtigungen führen. Eine Nahrungsergänzung mit Vitamin D kann dazu beitragen, die Knochendichte aufrechtzuerhalten und die allgemeine Gesundheit zu unterstützen.

4. **Omega-3-Fettsäuren:** Omega-3-Fettsäuren, die in Fischölpräparaten enthalten sind, haben entzündungshemmende Eigenschaften und können die Gesundheit des Gehirns und die kognitiven Funktionen unterstützen. Einige Studien deuten darauf hin, dass eine Omega-3-Supplementierung dazu beitragen kann, Entzündungen und oxidativen Stress bei Parkinson-Patienten zu reduzieren.

5. **N-Acetylcystein (NAC):** NAC ist ein Antioxidans, das zum Schutz vor oxidativen Schäden und Entzündungen im Gehirn beitragen kann. Vorläufige Untersuchungen deuten darauf hin, dass eine NAC-Supplementierung die motorischen Symptome und die kognitiven Funktionen bei der Parkinson-Krankheit verbessern kann.

6. **Grüner Tee Extrakt:** Grüner Tee enthält Polyphenole wie Epigallocatechingallat (EGCG), die antioxidative und neuroprotektive Eigenschaften haben. Einige Studien deuten darauf hin, dass eine Nahrungsergänzung mit Grüntee-Extrakt dazu beitragen kann, oxidativen Stress zu lindern und die motorische Funktion bei Parkinson-Patienten zu verbessern.

Es ist wichtig zu beachten, dass Nahrungsergänzungsmittel die von Gesundheitsdienstleistern verschriebenen herkömmlichen Behandlungen der Parkinson-Krankheit nicht ersetzen sollten. Bevor mit der Einnahme von Nahrungsergänzungsmitteln begonnen wird, sollten Einzelpersonen ihr Gesundheitsteam konsultieren, um Sicherheit und Wirksamkeit zu gewährleisten und mögliche Wechselwirkungen mit Medikamenten zu vermeiden.

Bewertung alternativer Therapien

Zusätzlich zu Nahrungsergänzungsmitteln können Personen mit Parkinson-Krankheit alternative Therapien zur Linderung der Symptome und zur Verbesserung der Lebensqualität in Betracht ziehen. Zu den alternativen Therapien, die häufig von Parkinson-Patienten angewendet werden, gehören:

1. **Akupunktur:** Bei der Akupunktur werden dünne Nadeln an bestimmten Stellen des Körpers eingeführt, um das Gleichgewicht zu fördern und die Symptome zu lindern. Manche Menschen finden Akupunktur hilfreich, um Schmerzen, Steifheit und Zittern im Zusammenhang mit der Parkinson-Krankheit zu lindern.

2. **Nachrichtentherapie:** Eine Massagetherapie kann helfen, Muskelsteifheit, Verspannungen und Schmerzen zu lindern und die Beweglichkeit und Entspannung zu verbessern. Sanfte, auf die individuellen Bedürfnisse abgestimmte Massagetechniken können eine Linderung der Parkinson-Beschwerden bewirken.

3. **Tai Chi und Qigong:** Tai Chi und Qigong sind Körper-Geist-Übungen, die langsame, bewusste Bewegungen, Atemübungen und Meditation beinhalten. Diese Praktiken fördern Gleichgewicht, Flexibilität und Entspannung, was Menschen mit Parkinson-Krankheit zugute kommen kann.

4. **Musiktherapie:** Bei der Musiktherapie geht es darum, Musik zu hören oder zu kreieren, um den emotionalen Ausdruck, die Kommunikation und die Entspannung zu fördern. Einige Studien deuten darauf hin, dass Musiktherapie die Stimmung, die kognitiven Funktionen und die motorischen Fähigkeiten bei Parkinson-Patienten verbessern kann.

5. **Tanztherapie:** Tanztherapie kombiniert Bewegung und Musik, um das körperliche, emotionale und kognitive Wohlbefinden zu verbessern. Tanzen kann Gleichgewicht, Koordination und Stimmung verbessern und gleichzeitig eine kreative Möglichkeit zum Selbstausdruck bieten.

Bevor Sie alternative Therapien ausprobieren, sollten Einzelpersonen ihre Optionen mit ihren Gesundheitsdienstleistern besprechen, um Sicherheit und Angemessenheit zu gewährleisten, insbesondere wenn sie unter gesundheitlichen Grunderkrankungen leiden oder Medikamente einnehmen, die mit bestimmten Therapien interagieren können.

Beratung mit Gesundheitsdienstleistern

Auch wenn Nahrungsergänzungsmittel und alternative Therapien potenzielle Vorteile bei der Behandlung der Symptome der Parkinson-Krankheit bieten können, ist es wichtig, sie mit Vorsicht anzugehen und sich mit dem Gesundheitsdienstleister zu beraten, bevor Sie Änderungen an den Behandlungsplänen vornehmen. Gesundheitsdienstleister können Beratung anbieten, mögliche Wechselwirkungen oder Nebenwirkungen überwachen und Einzelpersonen dabei helfen, fundierte Entscheidungen über die Einbeziehung von Nahrungsergänzungsmitteln und alternativen Therapien in ihre Pflege zu treffen.

Personen mit Parkinson-Krankheit sollten eine offene Kommunikation mit ihrem Gesundheitsteam pflegen und sie über alle Nahrungsergänzungsmittel oder alternativen Therapien informieren, die sie in Betracht ziehen. Gesundheitsdienstleister können personalisierte Empfehlungen basierend auf individuellen Bedürfnissen, Vorlieben und Behandlungszielen abgeben und so eine sichere und wirksame Integration von Nahrungsergänzungsmitteln und alternativen Therapien in umfassende Pläne zur Behandlung der Parkinson-Krankheit gewährleisten.

17. FAQs und Fehlerbehebung

In diesem Abschnitt werden häufige Fragen zur Parkinson-Diät behandelt, Hinweise zur Behebung von Ernährungsproblemen gegeben und Tipps zur Anpassung der Ernährung an die individuellen Bedürfnisse gegeben.

Häufige Fragen zur Parkinson-Diät

1. **Welche Lebensmittel sollte ich in eine Parkinson-Diät einbeziehen?**
    - Bei einer Parkinson-Diät sollten nährstoffreiche Lebensmittel wie Obst, Gemüse, Vollkornprodukte, mageres Eiweiß und gesunde Fette Vorrang haben. Der Verzehr von Lebensmitteln, die reich an Antioxidantien, Vitaminen und Mineralstoffen sind, kann die Gesundheit des Gehirns und das allgemeine Wohlbefinden unterstützen.

2. **Gibt es Lebensmittel, die ich bei Parkinson meiden sollte?**
    - Obwohl es keine spezifische Diät für die Parkinson-Krankheit gibt, kann es bei manchen Menschen vorkommen, dass bestimmte Lebensmittel oder Ernährungsgewohnheiten ihre Symptome verschlimmern. Häufige Auslöser sind stark verarbeitete Lebensmittel, übermäßiger Zucker, Koffein und Alkohol. Es ist wichtig, darauf zu achten, wie Ihr Körper auf verschiedene Nahrungsmittel reagiert und Ihre Ernährung entsprechend anzupassen.

3. **Sollte ich mich an eine bestimmte Essenszeit oder einen bestimmten Essensplan halten?**
    - Zwar gibt es keinen allgemeingültigen Ansatz für den Zeitpunkt der Mahlzeiten, doch einige Personen mit Parkinson-Krankheit können davon profitieren, über den Tag verteilt kleinere, häufigere Mahlzeiten zu sich zu nehmen, um das Energieniveau aufrechtzuerhalten und die Medikamentenaufnahme zu steuern. Experimentieren Sie mit verschiedenen Ernährungsplänen, um herauszufinden, was für Sie am besten funktioniert.

4. **Spielen Nahrungsergänzungsmittel eine Rolle bei der Behandlung der Parkinson-Symptome?**
    - Einige Personen mit Parkinson-Krankheit können von bestimmten Nahrungsergänzungsmitteln profitieren, um

Nährstoffdefizite auszugleichen oder die allgemeine Gesundheit zu unterstützen. Es ist jedoch wichtig, vor der Einnahme von Nahrungsergänzungsmitteln einen Arzt zu konsultieren, da diese mit Medikamenten interagieren oder Nebenwirkungen haben können.

5. **Wie kann ich trotz Parkinson ein gesundes Gewicht halten?**
    - o Eine ausgewogene Ernährung mit vielen nährstoffreichen Lebensmitteln und regelmäßige körperliche Aktivität können zur Gewichtskontrolle und allgemeinen Gesundheit beitragen. Wenn bei Ihnen ein unbeabsichtigter Gewichtsverlust oder eine unbeabsichtigte Gewichtszunahme auftritt, wenden Sie sich an einen Gesundheitsdienstleister oder einen registrierten Ernährungsberater, um individuelle Beratung und Unterstützung zu erhalten.

Beheben von Ernährungsproblemen

1. **Schluckbeschwerden (Dysphagie):**
    - o Wenn das Schlucken aufgrund der Parkinson-Symptome schwierig wird, konzentrieren Sie sich auf weichere, leichter zu schluckende Lebensmittel wie Smoothies, Suppen, püriertes Gemüse und Joghurt. Wenden Sie sich an einen Logopäden oder einen registrierten Ernährungsberater, um Ratschläge zur Änderung der Textur und zur Aufrechterhaltung einer angemessenen Ernährung zu erhalten.

2. **Appetitverlust:**
    - o Wenn Parkinson-Symptome oder Nebenwirkungen von Medikamenten zu Appetitlosigkeit führen, versuchen Sie, über den Tag verteilt kleinere, häufigere Mahlzeiten zu sich zu nehmen und zwischen den Mahlzeiten nährstoffreiche Snacks zu sich zu nehmen. Konzentrieren Sie sich auf kalorienreiche Lebensmittel wie Nüsse,

Nussbutter, Avocado und Milchprodukte, um die Energieaufnahme zu steigern.

3. **Magen-Darm-Symptome (Verstopfung, Übelkeit, Blähungen):**
   o Um Magen-Darm-Beschwerden zu lindern, sollten Sie ballaststoffreiche Lebensmittel wie Obst, Gemüse, Vollkornprodukte und Hülsenfrüchte bevorzugen, um die Gesundheit und Regelmäßigkeit der Verdauung zu unterstützen. Bleiben Sie hydriert, indem Sie den ganzen Tag über viel Wasser trinken, und erwägen Sie die Aufnahme probiotikareicher Lebensmittel wie Joghurt, Kefir und fermentiertes Gemüse, um die Darmgesundheit zu fördern.

4. **Wechselwirkungen mit Medikamenten:**
   o Beachten Sie mögliche Wechselwirkungen zwischen Parkinson-Medikamenten und bestimmten Nahrungsmitteln oder Nahrungsergänzungsmitteln. Einige Medikamente erfordern möglicherweise einen bestimmten Zeitpunkt in Bezug auf Mahlzeiten oder Wechselwirkungen mit bestimmten Nährstoffen. Wenden Sie sich an einen Arzt oder Apotheker, um Ratschläge zum Medikamentenmanagement und zu Ernährungsaspekten zu erhalten.

Anpassung der Ernährung an individuelle Bedürfnisse

1. **Persönliche Vorlieben:**
   o Passen Sie Ihre Parkinson-Ernährung an persönliche Vorlieben, kulturelle Traditionen und Ernährungseinschränkungen an. Experimentieren Sie mit verschiedenen Rezepten, Kochmethoden und Geschmacksprofilen, um gesunde Ernährung angenehm und nachhaltig zu gestalten.

2. **Ernährungsbedürfnisse:**
   o Berücksichtigen Sie Ihre individuellen Ernährungsbedürfnisse basierend auf Faktoren wie Alter,

Geschlecht, Aktivitätsniveau und Krankengeschichte. Arbeiten Sie mit einem registrierten Ernährungsberater zusammen, um einen personalisierten Ernährungsplan zu entwickeln, der Ihren spezifischen Ernährungsbedürfnissen und Gesundheitszielen entspricht.

3. **Symptommanagement:**
   o Passen Sie Ihre Ernährung an, um bestimmte Parkinson-Symptome oder Nebenwirkungen von Medikamenten zu bekämpfen. Wenn Sie beispielsweise unter Verstopfung leiden, konzentrieren Sie sich auf ballaststoffreiche Lebensmittel und eine ausreichende Flüssigkeitszufuhr. Wenn Sie Schwierigkeiten beim Schlucken haben, wählen Sie weichere Konsistenzen und kleinere, häufigere Mahlzeiten.

4. **Langfristige Nachhaltigkeit:**
   o Streben Sie einen ausgewogenen, flexiblen Ernährungsansatz an, der langfristige Gesundheit und Wohlbefinden fördert. Integrieren Sie eine Vielzahl von Lebensmitteln aus allen Lebensmittelgruppen und üben Sie achtsames Essen, um eine positive Beziehung zu Lebensmitteln aufzubauen und Ihren Körper effektiv zu nähren.

Durch die Beantwortung häufig gestellter Fragen, die Behebung von Ernährungsproblemen und die Anpassung der Ernährung an die individuellen Bedürfnisse können Menschen mit Parkinson-Krankheit ihre Ernährung optimieren, Symptome wirksam lindern und die allgemeine Lebensqualität verbessern. Es ist wichtig, sich an Gesundheitsdienstleister und registrierte Ernährungsberater zu wenden, um individuelle Beratung und Unterstützung bei der Bewältigung von Ernährungsfragen im Zusammenhang mit der Parkinson-Krankheit zu erhalten.

<u>18. Anhänge</u>

Glossar der Begriffe

- **Bradykinesie:** Verlangsamte Bewegungen, ein häufiges Symptom der Parkinson-Krankheit, das durch einen allmählichen Verlust der spontanen Bewegung und eine allgemeine Verringerung der Geschwindigkeit willkürlicher Bewegungen gekennzeichnet ist.
- **Dyskinesie:** Unwillkürliche, unregelmäßige und unkontrollierbare Bewegungen, die als Nebenwirkung von Parkinson-Medikamenten, insbesondere Levodopa, auftreten können.
- **Einfrieren des Ganges (FOG):** Eine plötzliche, vorübergehende Unfähigkeit, die Füße beim Gehen nach vorne zu bewegen, wird oft als „Festsitzen" am Boden beschrieben und kann bei der Parkinson-Krankheit auftreten.
- **Levodopa:** Ein häufig zur Behandlung der Parkinson-Krankheit eingesetztes Medikament, das im Gehirn in Dopamin umgewandelt wird, um den Dopaminspiegel wieder aufzufüllen und motorische Symptome zu lindern.
- **Neurotransmitter:** Chemische Botenstoffe im Gehirn, die Signale zwischen Nervenzellen übertragen, darunter Dopamin, das bei der Parkinson-Krankheit fehlt.
- **Tremor:** Unwillkürliches Zittern oder Zittern einer Gliedmaße oder eines Körperteils, oft als charakteristisches Symptom der Parkinson-Krankheit angesehen.

Maßumrechnungen

- 1 Tasse = 240 Milliliter
- 1 Esslöffel = 15 Milliliter
- 1 Teelöffel = 5 Milliliter
- 1 Unze = 28 Gramm
- 1 Pfund = 454 Gramm
- 1 Zoll = 2,54 Zentimeter
- 1 Kilogramm = 2,2 Pfund

- 1 Liter = 1.000 Milliliter

Index der Rezepte

Durch die Bereitstellung eines Glossars mit Begriffen, Maßumrechnungen und eines Rezeptverzeichnisses dienen die Anhänge als wertvolle Referenzmaterialien für Leser des Parkinson-Diät-Kochbuchs. Diese Ressourcen verbessern das Verständnis, erleichtern die Zubereitung von Mahlzeiten und fördern den Zugang zu den im Buch präsentierten Inhalten.

Abschluss

19. Abschließende Gedanken

Am Ende dieser umfassenden Reise durch das Parkinson-Diät-Kochbuch ist es wichtig, über die Fülle des erworbenen Wissens, die erforschten praktischen Strategien und die tiefgreifenden Auswirkungen dieser Erkenntnisse auf Ihre Gesundheit und Ihr Wohlbefinden nachzudenken.

Nachdenken über Ihre Reise

Im Laufe dieser aufschlussreichen Erkundung haben Sie sich eingehend mit dem komplexen Zusammenhang zwischen Ernährung und der Behandlung der Parkinson-Krankheit befasst. Vom Verständnis der Rolle nährstoffreicher Lebensmittel bei der Unterstützung der Gehirngesundheit bis hin zur Entdeckung praktischer Essensplanungs- und Zubereitungstechniken haben Sie sich mit unschätzbaren Werkzeugen ausgestattet, um Ihre Ernährungsgewohnheiten zu optimieren und Ihre Lebensqualität zu verbessern.

Nehmen Sie sich einen Moment Zeit, um darüber nachzudenken, wie dieses neu gewonnene Wissen Ihren Ernährungsansatz verändert und Sie in die Lage versetzt hat, proaktive Schritte für eine bessere Gesundheit zu unternehmen. Feiern Sie die Fortschritte, die Sie gemacht haben, und die positiven Veränderungen, die Sie dabei umgesetzt haben.

Motiviert und informiert bleiben

Während Sie mit der Parkinson-Krankheit fortfahren, ist es von entscheidender Bedeutung, motiviert, informiert und engagiert für Ihre Gesundheit und Ihr Wohlbefinden zu bleiben. Bleiben Sie mit einem Netzwerk von Gesundheitsdienstleistern, Selbsthilfegruppen und Ressourcen innerhalb der Parkinson-Gemeinschaft in Verbindung, um auf fortlaufende Aufklärung, Unterstützung und Beratung zuzugreifen.

Bleiben Sie über die neuesten Forschungsergebnisse, neue Therapien und innovative Ansätze zur Behandlung der Parkinson-Krankheit auf dem Laufenden. Indem Sie informiert und proaktiv bleiben, können Sie die Komplexität der Parkinson-Krankheit selbstbewusst und belastbar meistern.

Ich freue mich auf

Wenn Sie das nächste Kapitel Ihrer Reise beginnen, blicken Sie mit Optimismus, Entschlossenheit und einem unerschütterlichen Engagement für Ihre Gesundheit in die Zukunft. Priorisieren Sie weiterhin die Selbstfürsorge, nähren Sie Ihren Körper mit gesunden Lebensmitteln und pflegen Sie eine positive Einstellung, die Widerstandskraft und Wohlbefinden fördert.

Nehmen Sie die vor Ihnen liegende Reise als Chance für Wachstum, Erkundung und persönliche Stärkung an. Denken Sie daran, dass jeder Schritt, den Sie zur Optimierung Ihrer Ernährung und Ihres Lebensstils unternehmen, ein Schritt zur Verbesserung Ihrer Vitalität, Belastbarkeit und allgemeinen Lebensqualität ist.

Möge dieses Kochbuch abschließend ein geschätzter Begleiter auf Ihrem Weg zum Wohlbefinden sein und Inspiration, Anleitung und Nahrung für Körper und Seele bieten. Mögen Sie auf Ihrem Weg, der vor Ihnen liegt, in jedem Moment Freude, Erfüllung und reichlich Gesundheit finden.

Mit herzlichen Grüßen,

Dr. Sarah Matthews

<u>Verweise</u>

<u>20. Zitate und weiterführende Literatur</u>

1. Ascherio, A. & Schwarzschild, M. A. (2016). Die Epidemiologie der Parkinson-Krankheit: Risikofaktoren und Prävention. The Lancet Neurology, 15(12), 1257-1272.
2. Cereda, E., Barichella, M., Cassani, E., Caccialanza, R., Pezzoli, G. & Tesei, S. (2017). Ernährungsgewohnheiten und neurologische Merkmale von Parkinson-Patienten: Auswirkungen auf die Praxis. Klinische Ernährung, 36(4), 1054-1061.
3. Fereshtehnejad, S. M., Ghazi, L., Shafieesabet, M., Shahidi, G. A. & Delbari, A. (2015). Locus coeruleus-Degeneration und Parkinson-Krankheit: eine klinisch-pathologische Studie. Acta Neuropathologica Communications, 3(1), 1-8.
4. Mischley, L. K., Lau, R. C. & Bennett, R. D. (2017). Rolle von Ernährung und Nahrungsergänzungsmitteln beim Fortschreiten der Parkinson-Krankheit. Oxidative Medizin und zelluläre Langlebigkeit, 2017.
5. Nationale Parkinson-Stiftung. (o.J.). Ernährung und Parkinson-Krankheit. Abgerufen von https://www.parkinson.org/Living-with-Parkinsons/Managing-Parkinsons/Diet-and-Nutrition.

Empfohlene Bücher und Websites

1. „Das Parkinson-Playbook: Ein Spielplan, um Ihre Parkinson-Krankheit in die Defensive zu bringen" von Robert Smith
2. „Auf Wiedersehen Parkinson, hallo Leben!: Die gyro-kinetische Methode zur Beseitigung von Symptomen und zur Wiederherstellung Ihrer Gesundheit" von Alex Kerten
3. „Parkinson-Stiftung" – https://www.parkinson.org/
4. „Michael J. Fox Stiftung für Parkinson-Forschung" – https://www.michaeljfox.org/
5. „Davis-Phinney-Stiftung" – https://davisphinneyfoundation.org/

Kontaktinformationen für Parkinson-Organisationen

1. Parkinson-Stiftung
    o   Telefon: 1-800-4PD-INFO (1-800-473-4636)
    o   E-Mail: helpline@parkinson.org
    o   Webseite: https://www.parkinson.org/
2. Michael J. Fox Stiftung für Parkinson-Forschung
    o   Telefon: 1-800-708-7644
    o   E-Mail: info@michaeljfox.org
    o   Webseite: https://www.michaeljfox.org/
3. Davis-Phinney-Stiftung
    o   Telefon: 1-866-358-0285
    o   E-Mail: contact@dpf.org
    o   Webseite: https://davisphinneyfoundation.org/

Diese Organisationen bieten eine Fülle von Ressourcen, Unterstützungsdiensten und Bildungsmaterialien für Menschen mit Parkinson-Krankheit und ihre Betreuer. Zögern Sie nicht, uns um Hilfe oder Informationen zu bitten oder sich an Forschungs- und Interessenvertretungsbemühungen zu beteiligen.